Gerda M. Kolf

*Geistig jung und körperlich in Schwung
bis ins hohe Alter – mit Brain-Gym®*

Reihe Lernen durch Bewegung

Die Grundlagenbücher zu Brain-Gym®:
- Paul E. Dennison: Brain-Gym® – mein Weg
- Paul E. Dennison: Befreite Bahnen
- Paul E. Dennison, Gail E. Dennison: Brain-Gym®-Lehrerhandbuch

Für Erwachsene:
- Paul E. Dennison, Gail E. Dennison, Jerry V. Teplitz: Brain-Gym® fürs Büro
- Sharon Promislow: Startklar für volle Leistung
- Gerda Kolf: Geistig jung und körperlich in Schwung bis ins hohe Alter – mit Brain-Gym®

Für Eltern und Lehrer:
- Dorothea Beigel: Das bewegte Klassenzimmer
- Christina Buchner: Brain-Gym® & Co – kinderleicht ans Kind gebracht
- Cecilia Freeman: Kleine Schritte – große Freude. Brain-Gym® mit behinderten Kindern
- Sally Goddard Blythe: Warum Ihr Kind Bewegung braucht
- Carla Hannaford: Bewegung – das Tor zum Lernen
- Carla Hannaford: Was jedes Kind zum Wachsen braucht
- Carla Hannaford: Mit Auge und Ohr, mit Hand und Fuß
- Claudia Meyenburg: Die Sache mit dem X

Für Kinder im Grundschulalter:
- Paul E. Dennison, Gail E. Dennison: Brain-Gym®
- Paul E. Dennison, Gail E. Dennison: EK für Kinder
- Lene Mayer-Skumanz: Löwen gähnen niemals leise
- Lene Mayer-Skumanz: Mit dem Tiger um die Wette
- Kartenset Brain-Gym® mit Maxi

Für Kinder im Vorschulalter:
- Ingrid Obersamer: Felix und die Brain-Gym®-Bande (Kartenset, ab 4 Jahre)
- Barbara und Bernhard Läufer: Kinu sucht das Abenteuer

Gerda M. Kolf

Geistig jung und körperlich in Schwung bis ins hohe Alter – mit Brain-Gym®

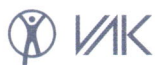

VAK Verlags GmbH
Kirchzarten bei Freiburg

Hinweise des Verlags

Die in diesem Buch vorgestellten Übungen und Vorschläge haben sich in der Praxis als sicher und effektiv bewährt. Wer sie anwendet, tut dies in eigener Verantwortung. Die Autorin und der Verlag beabsichtigen nicht, Diagnosen zu stellen oder Therapieempfehlungen zu geben. Die hier beschriebenen Verfahrensweisen sind nicht als Ersatz für professionelle Behandlung bei gesundheitlichen Problemen gedacht.

Brain-Gym® ist ein international geschütztes Warenzeichen.

Wichtig: Bitte machen Sie die Übungen dieses Buches nur, soweit Sie sie ohne Schmerzen und Probleme ausführen können. Auch wenn Sie einige Übungen weglassen – das *Brain-Gym*®-Programm als solches bleibt trotzdem hilfreich.

Bibliografische Information der Deutschen Bibliothek
Die Deutsche Bibliothek verzeichnet diese Publikation in der Deutschen Nationalbibliografie; detaillierte bibliografische Daten sind im Internet über http://dnb.ddb.de abrufbar.

VAK Verlags GmbH
Eschbachstraße 5
79199 Kirchzarten
Deutschland
www.vakverlag.de

2. Auflage: 2007
© VAK GmbH, Kirchzarten bei Freiburg 2005
Fotos: Betty Birth, Heidi Fiala, Regina Mackenroth, Gunhild Schmidt
Illustrationen: Heike Overhage
Satz & Layout: Karl-Heinz Mundinger, VAK Verlag
Druck: Wuhrmann Druck & Service GmbH, Freiburg
Printed in Germany
ISBN: 978-3-935767-70-5

Inhalt

Teil II: Die Brain-Gym®-Übungen

Teil III: Erfahrungen und Ausblick

Gewidmet
meinem Sohn und der ganzen jungen Generation.

Ich wünsche ihnen,
dass sie alle voller Lebensfreude alt werden können.

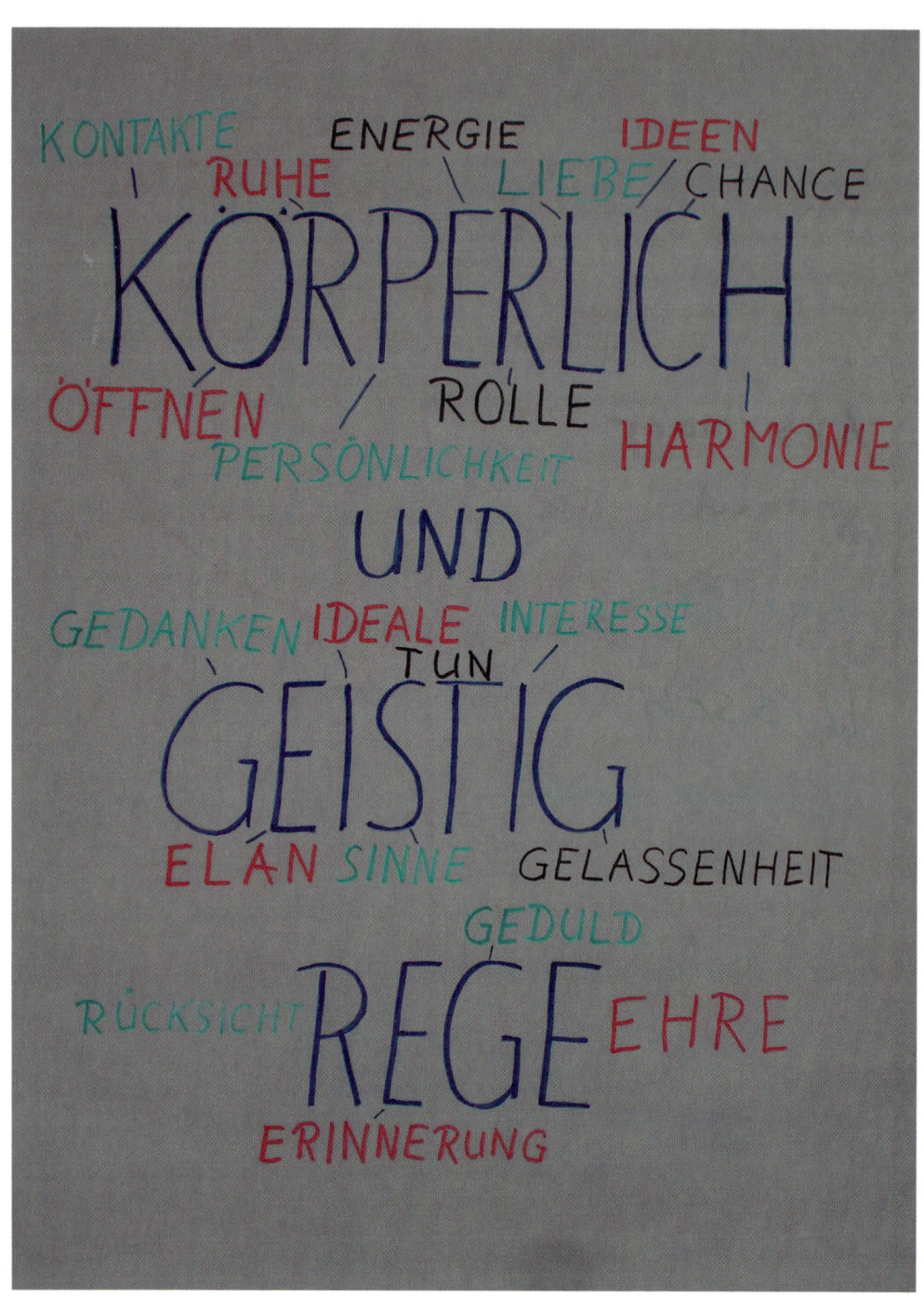

Abbildung 1:
Kurstitel als Analografie (nach Vera F. Birkenbihl), von Kursteilnehmern erarbeitet

Vorwort

Liebe Leserin, lieber Leser,

ich bin begeistert von den Möglichkeiten, selbst etwas für mein geistiges und körperliches Wohlbefinden zu tun. Ich freue mich darüber, dass Gehirnforscher nachgewiesen haben, dass das „alternde" Gehirn gegenüber einem jungen Gehirn nicht nur Nachteile, sondern auch Vorteile hat, dass es also nicht schlechter, sondern einfach anders arbeitet. Diese Erkenntnisse der Gehirnforschung bestärken mich darin, meine Begeisterung von der Kinesiologie (wörtlich übersetzt: Lehre von der Bewegung) und besonders von *Brain-Gym*® (wörtlich übersetzt: Gymnastik für das Gehirn) anderen Menschen mitzuteilen, sie mit ihnen zu teilen. Diese Methoden bieten mir verblüffend einfache Wege, mein körperliches und geistiges Wohlbefinden zu steigern.

Es gab in meinem Leben schon die unterschiedlichsten Etappen. Ich war Lehrerin für Russisch und Deutsch, Dolmetscherin für Russisch und Textilgestalterin. Diese unterschiedlichen Tätigkeiten waren jeweils meine Antworten auf Herausforderungen, die das Leben mir bot. Jetzt bin ich Familientherapeutin und Lernberaterin.

Dabei wende ich mit größtem Vergnügen auch das an, was ich in verschiedenen Kinesiologiekursen gelernt habe. Genauer gesagt gebe ich das Gelernte nur weiter. Es geht um Wege zur Selbsthilfe, nicht um Behandlung, sei es in der Einzelberatung oder in Kursen.

Einer meiner Kurse trägt den Titel „Geistig und körperlich rege bis ins hohe Alter mit *Brain-Gym*®". Diesen Kurs kündige ich mit folgenden Gedanken an: „Manche Menschen leben geistige und körperliche Gesundheit bis ins hohe Alter vor. Sind sie Ausnahmen? Ist es normal, auf Gedächtnisschwund und Gebrechlichkeit hin zu leben? Die Gehirnforschung hat ermittelt, dass während unseres Lebens ständig neue Nervenzellen entstehen. Dafür sind aber bestimmte Bedingungen erforderlich, unter anderem Bewegung.

„Sich regen bringt Segen" ist ein bekanntes Sprichwort und ein Schlüssel zu geistiger und körperlicher Flexibilität. Einen Weg sich zu regen bietet das *Brain-Gym*®-Übungsprogramm aus der Kinesiologie. Das sind einfache Körperbewegungen, die die Gehirntätigkeit anregen, Stress abbauen und die Denkleistung erhöhen. Sie sind für Alt und Jung gleichermaßen geeignet …"

Diesen Kurs habe ich jetzt schon wiederholt bei regem Zuspruch und mit erfreulichem Erfolg gegeben. Dabei kam von unterschiedlichen Seiten die Anregung, das in den Kursen Vermittelte doch in einem Buch zusammenzufassen. Dieses Buch haben Sie jetzt vor sich. Wie in den Kursen beschränke ich mich dabei nicht nur auf *Brain-Gym*®, sondern beziehe auch andere Methoden mit ein.

Die wichtigste Voraussetzung dafür, bis ins hohe Alter körperlich und geistig rege zu bleiben, ist meines Erachtens die Überzeugung, dass das überhaupt möglich ist und dass Altsein nicht gleichbedeutend mit Gebrechlichsein ist. Deshalb habe ich vorrangig Gedanken und Argumente zusammengetragen, die Mut machen, selbstbewusst und selbstbestimmt alt zu werden.

Ich lade Sie ein, die Gedanken um das Älterwerden und die unterstützenden Methoden mit mir und allen bisherigen Kursteilnehmern zu teilen. Ich wünsche Ihnen, dass Sie eine oder mehrere der beschriebenen Übungen für sich selbst entdecken und sie regelmäßig mit Vergnügen zum eigenen Wohlergehen anwenden. Ich bin mir aber auch bewusst, dass ein Buch nicht die wunderbare Gemeinschaft einer Gruppe ersetzen kann, wie ich sie in meinen Kursen immer wieder erlebe.

Liebe Leserin, lieber Leser, jeder lernt anders. Jeder lebt anders. Jeder altert anders. Jeder hat auch seinen eigenen Umgang mit einem Buch. Sie können wählen, ob Sie meinen Ausführungen Schritt für Schritt folgen oder ob Sie gleich ein paar *Brain-Gym*®-Übungen ausprobieren wollen.

Wenn Sie sich gleich den Übungen zuwenden wollen, nehmen Sie bitte vorher Ihren jetzigen Zustand wahr. Nur so können Sie sich sofort von der Wirksamkeit der Übungen überzeugen.

Denken Sie bitte an eine für Sie unangenehme Situation und konzentrieren Sie sich auf Ihren Körper. Wie fließt Ihr Atem? Wo spüren Sie Verspannungen? Beugen Sie sich mit leicht gebeugten Knien nach vorn und beobachten Sie, wie weit Sie sich hinunterbeugen können. Wie weit sind

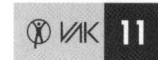

Ihre Hände vom Fußboden entfernt? Berühren Sie Ihre Fußspitzen mit den Fingerspitzen oder legen Sie die ganze Hand auf den Boden?

Nachdem Sie die Übungen gemacht haben, denken Sie wieder an die Situation und beugen sich wieder hinunter. Was hat sich verändert?

Wichtig: Bitte machen Sie nur diejenigen Übungen, die Sie ohne Schmerzen und Probleme ausführen können. Auch wenn Sie einige weglassen – das Programm bleibt insgesamt trotzdem hilfreich.

Die Übungen sind wirksame Methoden, die uns auf dem Weg ins hohe Alter dabei unterstützen können, selbstbewusst und selbstbestimmt zu leben. Lassen Sie uns gesund und voller Lebensfreude alt werden!

Soest, im Februar 2005

Gerda M. Kolf

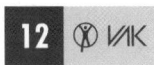

Danksagung

Mein Dank gilt ...

- dem Leben, das mich auf diesen Weg geführt hat.

- dem amerikanischen Chiropraktiker Dr. George Goodheart, der die Kinesiologie *(Applied Kinesiology)* begründete.

- dem amerikanischen Chiropraktiker Dr. John Thie, der es sich zur Lebensaufgabe machte, Erkenntnisse der Kinesiologie den Menschen der Welt als Selbsthilfemethoden zur Verfügung zu stellen, und der das *Touch for Health* schuf (übersetzt: Gesund durch Berühren).

- dem amerikanischen Heilpädagogen Dr. Paul Dennison, der die Kinesiologie mit seinen Kenntnissen und Erfahrungen um Lernprozesse verband, die *Educational Kinesiology* kreierte und bei dem auch ich Kurse belegen konnte.

- Susanne Degendorfer, Renate Wennekes, Fred Gallo, Dr. Carla Hannaford und allen meinen anderen Kursleitern.

- allen meinen Kursteilnehmern, die mich an ihren Erfahrungen haben teilhaben lassen.

- allen Autoren, die ihre Erfahrungen über ihre Bücher mit mir geteilt haben.

Besonderer Dank gilt meinen Kursteilnehmern, die ihren Beitrag für dieses Buch geleistet haben:

- Betty Birth und Heidi Fiala, die während meiner Kurse fotografiert und mir die Fotos freundlicherweise überlassen haben.

- Gunhild Schmidt, Mutter von zwei Kindern und Hebamme, hat die Kurse *Brain-Gym® 1* und *Brain-Gym® 2* bei mir absolviert und so begeistert aufgenommen, dass sie mit vielen Fotos dieses Buchprojekt unterstützt hat.

- Regina Mackenroth, berufstätige Mutter, hat ebenfalls die *Brain-Gym®*-Kurse 1 und 2 besucht und gute Erfahrungen mit den Methoden gemacht. Sie hat es übernommen, die *Brain-Gym®*-Übungen für dieses Buch zu fotografieren.

- Hendrik Dekker hat schon einige Waldorfschulen mit aufgebaut und arbeitet zur Zeit auch an einer Waldorfschule. Er hat einen Schnupperkurs „Körperlich und geistig rege ..." bei mir besucht und stimmt sich mit einigen der gelernten Übungen täglich auf seinen Arbeitstag ein. Er kam freundlicherweise meiner Bitte nach, sich als Fotomodell für die Übungen zur Verfügung zu stellen.

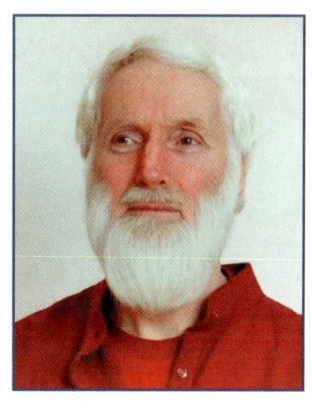

Hendrik Dekker

- Hiltgart Graefe hat in einer Grundschule Sport unterrichtet und gibt mit 78 Jahren Kurse in meditativem Tanzen. Sie hat ihre Begeisterung für *Brain-Gym®* auch in einem Schnupperkurs entdeckt und unterstützte das Buchvorhaben deshalb gern als Fotomodell für die Übungen.

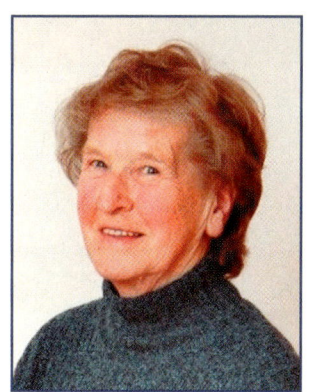

Hiltgart Graefe

- Sabine Bömer-Hengst ist Bäuerin. Sie hat in einer für sie sehr schweren Zeit die hilfreichen *Brain-Gym®*-Übungen kennen gelernt. Sie ist sich dessen bewusst, dass es ein neues Denken in Bezug auf das Älterwerden geben muss, weil wegen der Technisierung der Landwirtschaft alte Menschen nicht wie bisher bis zu ihrem Lebensende auf dem bäuerlichen Hof gebraucht werden und tätig sind. Sie hat sich gerne als Fotomodell zur Verfügung gestellt.

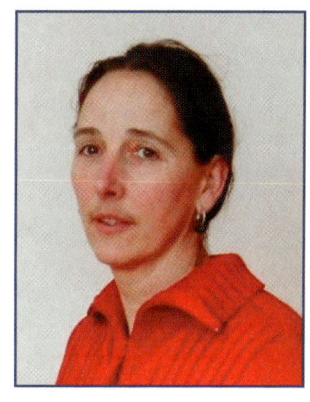

Sabine Bömer-Hengst

Teil I:
Grundlagen

„Zwei alte Frauen"

Das ist der Titel eines Buches, das mich vor einigen Jahren sehr ange-rührt hat und das ich mit großem Gewinn für meine Lebenseinstellung gelesen habe. Der Untertitel lautet: „Eine Legende von Verrat und Tap-ferkeit".

Zwei alte Frauen, 80 und 75 Jahre alt, wurden während einer großen Hungersnot in einem strengen Winter von ihrem Nomadenstamm im hohen Norden Alaskas als „unnütze Esser" zurückgelassen. Ein Todesur-teil. Wie betäubt saßen die alten Frauen auf ihren angehäuften Fichten-zweigen an einem kleinen Feuer. Doch nach dem ersten Schock sprach eine von ihnen: „Ja, auf ihre Weise haben sie uns zum Tode verurteilt! Sie glauben, wir seien zu alt und nutzlos. Sie vergessen, dass wir auch ein Recht haben zu leben! Und deshalb, meine Freundin, sage ich, wenn wir denn sterben müssen, so lass uns handelnd sterben und nicht im Sitzen."[1]

Die Worte „Lass uns handelnd sterben" wurden zum Motto der beiden alten Frauen. Damit wandten sie sich voll dem Überleben zu. Ausgerüs-tet mit einem Bündel Babiche von der Tochter der einen Frau und dem Beil ihres Enkels besannen sich die zwei alten Frauen auf das, was sie einst gelernt und gekonnt hatten. Sie mobilisierten all ihre Kräfte und das Können, das sie in ihrer Rolle als „Alte" im Stamm nicht mehr genutzt hatten. Babiche, das war grob abgezogene, ungegerbte Elchhaut, die vielseitig verwendbar war. Das Beil war das wichtigste Werkzeug des Jungen. Tochter und Enkel überließen ihrer Mutter und Großmutter mit Scham und Schmerz heimlich das Kostbarste, was sie hatten.

Mit dem Beil erlegte eine der alten Frauen als Erstes mit gezieltem Wurf ein Eichhörnchen. Sie war selbst überrascht, dass sie so etwas noch konnte. Mit der Babiche konnten die Frauen Schlingen legen, in denen sie Kaninchen fingen. Die beiden alten Frauen machten sich zu einem anderen Lagerplatz auf, fingen Fische und trockneten sie, gerbten Felle und nähten Kleidung daraus. Als der nächste Winter kam, hatten sie ein großes Vorratslager.

---

[1] Velma Wallis, *Zwei alte Frauen* (vgl. Literaturverzeichnis), S. 27

Ihr Stamm kam wieder zu dem Platz, an dem er im Winter zuvor die beiden alten Frauen zurückgelassen hatte. Es waren aber keinerlei Spuren von den Frauen zu finden, keinerlei Reste. Dem Stamm ging es noch schlechter als im Winter zuvor. Viele Tote waren zu beklagen, darunter einige Kinder.

Man suchte und fand die beiden alten Frauen. Sie hatten ihrem Stamm schon längst verziehen, wussten sich und ihre Vorräte jedoch selbstbewusst zu schützen, bis sie wieder vertrauen konnten. Mit ihren Vorräten sicherten sie schließlich das Überleben ihres Stammes und wurden wieder geachtete Mitglieder, die nicht „über Wehwehchen hier und Zipperlein da" klagten und „zum Beweis ihrer Kümmerlichkeit" an Stöcken gingen, wie sie es zuvor getan hatten. Geliebt und umsorgt lebten sie bis zu ihrem natürlichen Ende.

Diese Geschichte wurde von Generation zu Generation weitererzählt. Velma Wallis hat sie von ihrer Mutter gehört und aufgeschrieben. Ich bin ihr von Herzen dankbar dafür.

Rege bis ins hohe Alter

Es geht nicht darum, das Rad neu zu erfinden, sondern das Rad wiederzufinden. Jahrtausende altes Wissen ist durch neues Wissen, neue Erfindungen, neue Gewohnheiten, neue Lebensbedingungen aus dem Blickfeld geraten. Technischer und medizinischer Fortschritt sollen und können das Leben der Menschen erleichtern und verlängern. Um die Lebensqualität zu verbessern, finden aber immer mehr Menschen, auch Wissenschaftler und Forscher, zu dem uralten Wissen der Menschheit zurück. Es lebt, auch wenn es nicht die Schlagzeilen der Medien füllt. Dieses Wissen hat die Menschheit trotz Naturkatastrophen, Pest und verheerenden Kriegen überleben lassen. Mein Dank und meine Anerkennung gelten deshalb allen Menschen, die die einzelnen Puzzleteile wieder auffinden und zu neuen, unserer Zeit gemäßen Bildern zusammensetzen. Die Rückbesinnung auf dieses der Menschheit eigene Wissen kann vielen Menschen helfen, nicht nur lange zu leben, sondern mit Freude und in heilsamem Miteinander der Generationen.

Die häufig heraufbeschworenen Probleme, die auf uns zukommen sollen, weil es immer mehr alte Menschen geben wird und der Anteil der nachwachsenden Generation immer kleiner wird, werden nur wirklich zu Problemen, wenn man davon ausgeht, dass Altsein mit Kranksein, mit Gebrechlichkeit, mit Gedächtnisschwund einhergehen muss. Dann können die Pharmaindustrie und die Gerätemedizin voll zum Einsatz kommen und das Sterben so lange wie möglich hinauszögern. Das verursacht natürlich einerseits hohe Kosten für die Krankenkassen, bringt andererseits aber auch hohe Einnahmen. (Meine Oma pflegte zu sagen: „Wat den eenen sien Uhl, dat is den annern sien Nachtigall." – Des einen Eule ist des anderen Nachtigall.)

Ich denke, es kann sehr heilsam für unsere Gesellschaft sein, wenn sich immer mehr Menschen von dieser im höchsten Maße behindernden Überzeugung verabschieden, dass Altsein und Kranksein identisch seien. Es gibt genügend Gegenbeispiele, genügend Menschen, die das Gegenteil leben, die das Gegenteil beweisen. Und Wissenschaftler unterschiedlicher Fachrichtungen liefern Erkenntnisse darüber, wovon die Lebensqualität im Alter abhängt.

Alle Menschen haben von Natur aus einen phantastischen Körper mit einem phantastischen Gehirn. Von der Natur sind die Menschen mit annähernd gleichen Startbedingungen ausgestattet. Trotzdem sind die Lern- und Lebensleistungen sehr unterschiedlich und auch das Älterwerden ist ein Prozess, der bei jedem Menschen anders verläuft.

> *„Altern ist die Reaktion des Körpers auf die Umstände, die ihm aufgebürdet werden, sowohl innere wie äußere. Die Spuren, die das Altern in uns hinterläßt, zeigen, wie wir leben und wer wir sind."*[2]

Wenn wir körperlich und geistig rege bis ins hohe Alter sein wollen, kann es hilfreich sein, wenn wir uns die Umstände ansehen, die wir unserem Körper aufbürden, und wenn wir uns bewusst werden, wie wir leben und wer wir sind.

---

[2] Deepak Chopra, *Die Körperzeit*, S. 87

Sich regen bringt Segen

Rege sein heißt sich regen. Sich regen heißt in Bewegung sein. Leben ist Bewegung. Überall, wo die Bewegung beeinträchtigt ist, ist das Leben beeinträchtigt. Wo es einen Stau gibt, ist das Fließen behindert – ob das auf der Autobahn ist oder in der Wirtschaft. Ein Stau hat seine Folgen. Wenn ein Hersteller keinen Absatz hat, ein Verkäufer keine Kunden, wenn Geld nicht investiert, sondern gehortet wird, wenn andererseits Menschen arbeitslos sind, weil kein Geld da ist, ihre Arbeit zu bezahlen – immer ist das Fließen gestört. Wo das Fließen gestört ist, ist das Gleichgewicht gestört, ist das Leben gestört. So ist es auch in unserem Körper.

Wenn alles in mir fließt und im Gleichgewicht ist, bin ich gesund.

- Blut, das den Körper bis in die äußersten Winkel mit Sauerstoff versorgt
- Energie, die der Antrieb für alle unsere Körperfunktionen ist
- Lymphe, die Schlacken und Giftstoffe abtransportiert
- Gehirn- und Rückenmarksflüssigkeit, die unsere Steuerzentrale mit Nährstoffen versorgt
- Informationen, die durch Nervensignale weitergegeben werden.[3]

Das Fließen im Körper können wir unterstützen, zum Beispiel mit kinesiologischen Methoden.

---

[3] Isa Grüber, *Praxisbuch Kinesiologie*, S. 15

Was ist Kinesiologie?

Das Wort Kinesiologie stammt aus dem Griechischen: *kinesis* = Bewegung und *logos* = Lehre, heißt übersetzt also einfach Lehre von der Bewegung.

Die Kinesiologie wurde von Dr. George Goodheart begründet, der offensichtlich sehr gut im Fluss war und einige wichtige Puzzleteile aus uraltem oder auch neuerem Wissen wieder finden und zu einem Bild vereinen konnte. Er erkannte, dass sich Vorgänge im Körper in der Funktion der Muskeln zeigen, dass Umstände, die dem Körper aufgebürdet werden, sowohl innere wie äußere, im Muskelsystem ihren Ausdruck finden. Was dem Körper aufgebürdet wird, kann Essen sein, das nicht vertragen wird, es kann eine ungünstige Körperhaltung sein, es können belastende Gefühle sein. Alles hat einen Einfluss auf die Körperenergie und auf die Muskulatur.

Das wird an der „Triade der Gesundheit" sichtbar (vgl. Abbildung 5). Wenn der Mensch im Gleichgewicht ist, sind alle drei Bereiche, alle Seiten dieses Dreiecks ausbalanciert: der Bewegungsapparat (Biomechanik), die biochemischen Prozesse im Körper (Biochemie), Gedanken und Gefühle (Psyche). Sobald eine Seite gestört ist, hat das auch Auswirkungen auf die anderen Seiten. Ernährung, Überzeugung, Bewegung haben also einen großen Einfluss auf gesundes Altwerden.

Sie können dieses Zusammenspiel an sich selbst nachprüfen, indem Sie durch das Zimmer gehen und einmal an eine Situation denken, die Ihnen sehr unangenehm war, einmal an ein Essen, das Ihnen nicht bekommen ist und einmal an etwas denken, worauf Sie sich sehr freuen oder worüber Sie sich gefreut haben. Dann beobachten Sie Ihre Körperhaltung für die drei verschiedenen Situationen und nehmen wahr, wie es Ihnen dabei ging. Solche Unterschiede gibt es schon bei vorgestellten Situationen!

Ein Schüler Goodhearts, Dr. John Thie, entwickelte Ende der sechziger Jahre ausgehend von dem Wissen um die Zusammenhänge von Muskeln, Organen, Energieleitbahnen (den so genannten Meridianen), den Emotionen, der Ernährung und Weiterem mehr eine Kinesiologierichtung, die

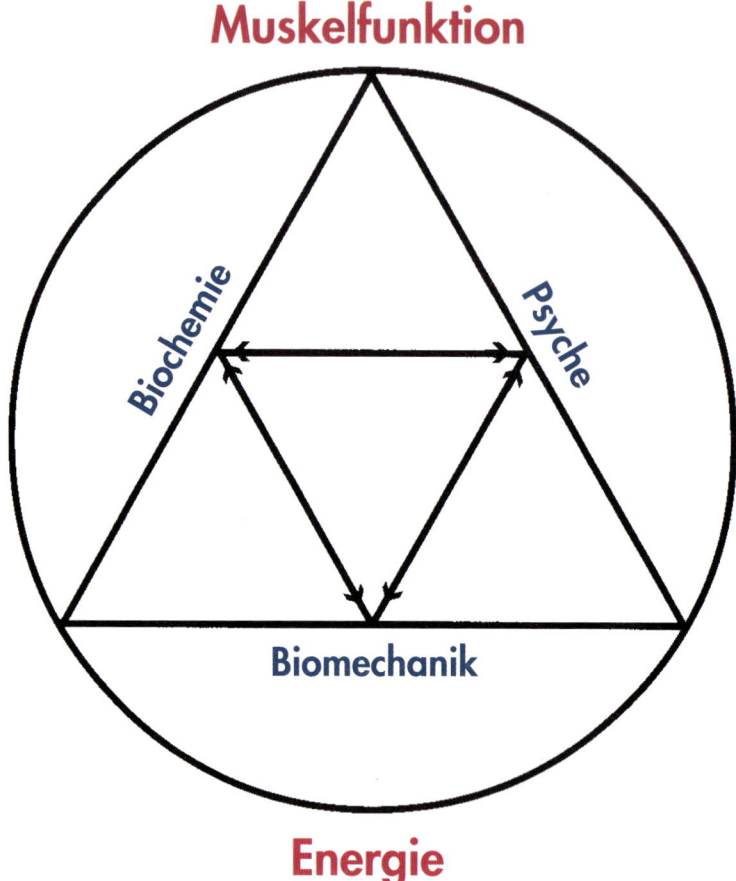

Abbildung 5:
Die Triade der Gesundheit

er *Touch for Health* (Gesund durch Berühren) nannte. Damit wollte er den medizinischen Laien Selbsthilfemethoden zur Steigerung ihres Wohlbefindens an die Hand geben.

Da jedes Ungleichgewicht im Körper seinen Ausdruck in der Muskulatur findet, kann der Druck auf einen Muskel einen Hinweis geben, wie es um das Gleichgewicht bestellt ist. Hält der Muskel auf den leichten Druck des Testers oder gibt er nach? Mit Muskeltests kann ein vorhandenes Energieungleichgewicht aufgespürt werden, das heißt, es kann aufgespürt werden, wo der Fluss ins Stocken geraten ist, um dann die Balance wieder herzustellen. Dieser Prozess, ein Ungleichgewicht aufzuspüren und die Balance dann wieder herzustellen, wird in der Kinesiologie

Balance genannt. Wie sich eine Störung auf alle Bereiche auswirkt, so wird es sich auch auf Biochemie, Biomechanik und Psyche insgesamt auswirken, sobald sich etwas im Organismus ordnet. Wir haben also vielfältige Möglichkeiten, unser Wohlbefinden zu steigern, zum Beispiel durch bewusste Ernährung, durch ausreichend Bewegung und durch gute Gedanken. Wir müssen aber nicht auf ein Ungleichgewicht warten, wir können im Vorhinein das Fließen unterstützen.

Akupunkturlehre als Grundlage für Selbsthilfemethoden

Ich komme auf mein Bild von einem Puzzle zurück: Das Gesamtbild ist aus vielen Einzelteilen zusammengesetzt. In die Kinesiologie fließen sowohl Erkenntnisse aus der wissenschaftlichen Anatomie und Physiologie ein als auch aus der chinesischen Akupunkturlehre, die davon ausgeht, dass in unserem Körper nicht nur Blut und Lymphe zirkulieren, sondern auch Energie fließt.

> *„Nach traditioneller chinesischer Vorstellung ziehen 14 untereinander verbundene Linien netzartig über die Körperoberfläche des Menschen. Wegen ihrer Ähnlichkeit mit dem Koordinatennetz der Erde werden sie auch als Meridiane bezeichnet. In den Meridianen fließt die Lebensenergie Qi. Sie gelangt an den auf den Meridianen gelegenen Akupunkturpunkten an die Körperoberfläche. Hier soll der Energiefluss des Meridians durch die Akupunktur beeinflusst werden.“*

So wurde es für eine Krankenkasse formuliert, die die Akupunktur in ihr Leistungsangebot aufgenommen hat.

Akupunktur heißt, es werden an bestimmten Punkten Nadeln gesetzt. In der Kinesiologie werden keine Nadeln gesetzt. In der Kinesiologie werden die entsprechenden Punkte mit den Fingern massiert oder einfach nur gehalten. Der Energiefluss kann auch angeregt werden, indem die Meridiane mit den Händen „abgefahren" werden.

Den 14 Meridianen, die nach den dazugehörenden Organen benannt werden, sind Punkte zugeordnet, die den Lymphfluss anregen, also den Abtransport von Schlacken und Giftstoffen. Diese Punkte werden „neurolymphatische Punkte" genannt. Sie sind über das Nervensystem (neuro-) eng mit dem Lymphsystem verbunden. Außerdem hat die Forschung ergeben, dass den Meridianen auch Punkte zuzuordnen sind, die das Fließen des Blutes unterstützen, „neurovaskuläre Punkte". Durch Stimulieren des Nervensystems (neuro-) wird die Durchblutung angeregt (vaskulär – zu den Blutgefäßen gehörend). Ungleichgewicht in einem

Meridian zeigt sich in einem dem betreffenden Meridian zugeordneten Muskel.

Diese Zuordnung ist ein Meisterwerk von Dr. George Goodheart, der sich auf die Erfahrungen anderer Wissenschaftler besann und sie mit seinen eigenen kombinierte. Seine Erkenntnisse können wir jetzt auf einfache Weise zu unserer Selbsthilfe nutzen.

Die chinesische Medizin geht davon aus, dass sich ungünstige Umstände, die dem Körper aufgebürdet werden, die ihm nicht passen, für ihn nicht stimmen, zunächst in einem Ungleichgewicht des Energiesystems auswirken. Unsere Stimmung ist beeinträchtigt, wir fühlen uns unbehaglich.

Durch Halten oder Massieren der entsprechenden Punkte oder Ausstreichen der Meridiane können wir das energetische Gleichgewicht wieder herstellen, unsere Stimmung verbessern. Erst ein anhaltendes energetisches Ungleichgewicht führt zu organischen Störungen, führt zu Krankheit. Wenn es einmal zu Krankheit gekommen ist, kann der Heilungsprozess durch das Ausgleichen des Energiesystems des Körpers unterstützt werden. (Akupunktur, die die Krankenkassen inzwischen teilweise bezahlen, setzt an dieser Stelle ein, also erst bei Krankheit.)

Vorbeugen ist besser als Heilen

Sprichwörter, von Eltern und Großmutter häufig gehört, faszinieren mich immer mehr mit der ihnen innewohnenden Weisheit. Als Kind oder Jugendliche habe ich die Sprichwörter wahrscheinlich nur als erhobenen Zeigefinger wahrgenommen und deshalb abgetan. Ich hatte noch nicht erkannt und niemand hatte mich darauf hingewiesen, dass Lebensfreude, Freude am Leben das Wichtigste ist. Jetzt sehe ich zum Beispiel darin, mich zu regen, einen Ausdruck von Lebensfreude. Es ist ein Segen, wenn ich diese Freude leben kann. Gleichzeitig ist diese Freude am Leben die beste Grundlage für Gesundheit und Wohlergehen, also ein Weg vorzubeugen. Selbst wenn es ums Heilen geht, spielt die Freude am Leben eine wesentliche Rolle.

Und Freude macht es mir zu wissen, dass ich selbst etwas für mein Wohlbefinden tun kann. Ich bin nicht nur von den Umständen abhängig, die meinem Körper aufgebürdet werden. Ich kann selbst mitbestimmen, was ich meinem Körper aufbürde oder aufbürden lasse, und ihn zum Teil auch von Bürde wieder befreien. Ich kann Lasten, die meine Schultern niederdrücken, wieder abwerfen. Die Kinesiologie hilft mir dabei.

Meridianmassage

Ich lade Sie ein, einige grundlegende Erkenntnisse der Kinesiologie über das eigene Erleben kennen zu lernen. Eine Möglichkeit ist, die Meridiane „auszustreichen". Die Abbildungen 6 bis 19 (Seite 27 bis 29) zeigen die Verläufe der 14 Meridiane von ihren Anfangs- bis zu ihren Endpunkten.

Ich lade Sie ein, Ihre Meridiane selbst auszustreichen. Wenn Sie die Meridiane in der jeweiligen Fließrichtung ausstreichen, erweisen Sie Ihrem Energiesystem und damit Ihrem Wohlbefinden einen guten Dienst. Sie können beim Entlangfahren die Haut berühren oder die Hände in einem Abstand von bis zu fünf Zentimetern zum Körper bewegen.

Übrigens: Beim Abfahren der Meridiane kommt es nicht darauf an, dass Sie deren Verlauf genau kennen. Eine Wirkung hat das auch dann, wenn

Sie dem Verlauf in etwa folgen, so gut Sie es eben können. Wichtig ist, dass Sie sich deswegen nicht selbst Stress bereiten. Das gilt auch für die Meridiane, die Sie auf dem Rücken vielleicht nicht überall erreichen. Sie erzielen trotzdem eine ausgleichende Wirkung für Ihr Energiesystem und können mit Freude genießen, wenn sich Ihre Beweglichkeit mit der Zeit weiter verbessert.

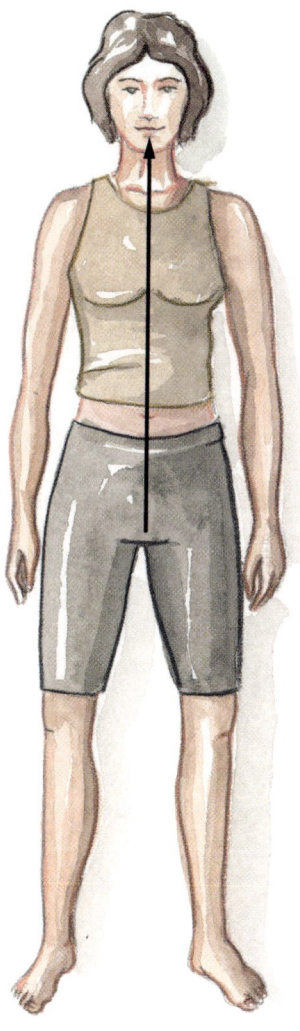

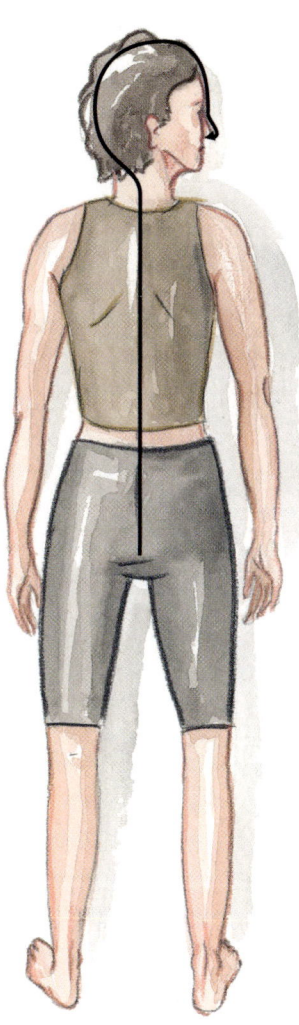

Abbildung 6:
1 – Zentralgefäß
Vom Schambein bis unter-
halb der Unterlippe

Abbildung 7:
2 – Gouverneursgefäß
Vom Steißbein bis zur
Mitte der Oberlippe

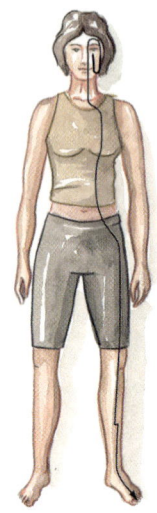

Abbildung 8:
3 – Magenmeridian
Beidseitig. Beginnt unterhalb des Auges, endet am äußeren Nagelfalzwinkel der zweiten Zehe.

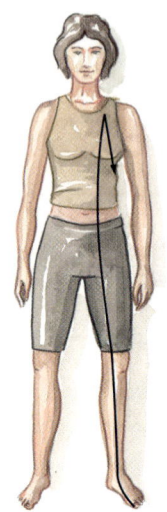

Abbildung 9:
4 – Milz-Pankreas-Meridian
Beidseitig. Vom inneren Nagelfalz der großen Zehe bis circa 10 cm unter der Achselhöhle

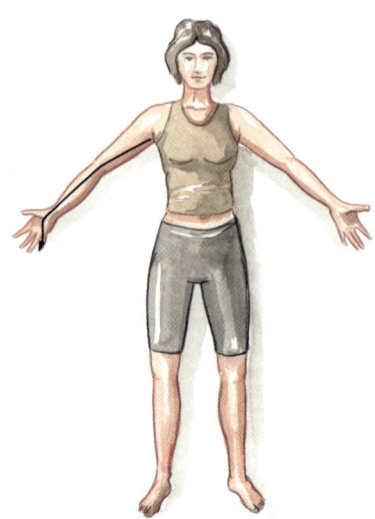

Abbildung 10:
5 – Herzmeridian
Beidseitig. Von der Achselhöhle bis zum inneren Nagelfalz des kleinen Fingers

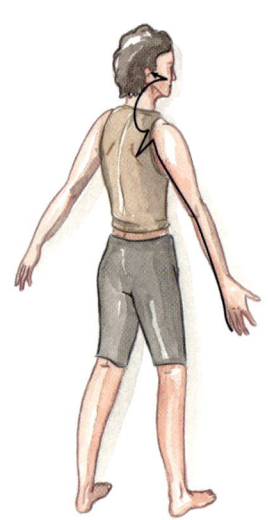

Abbildung 11:
6 – Dünndarmmeridian
Beidseitig. Vom äußeren Nagelfalz des kleinen Fingers bis vor das Ohr

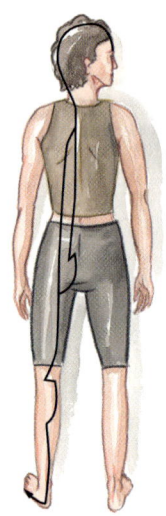

Abbildung 12:
7 – Blasenmeridian
Beidseitig. Vom inneren Augenwinkel bis zum äußeren Nagelfalz der kleinen Zehe

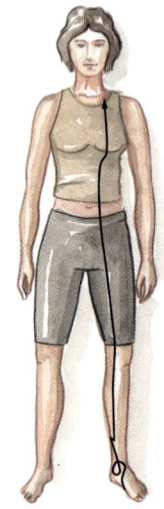

Abbildung 13:
8 – Nierenmeridian
Beidseitig. Vom Fußballen bis zum Schlüsselbein neben dem Brustbein

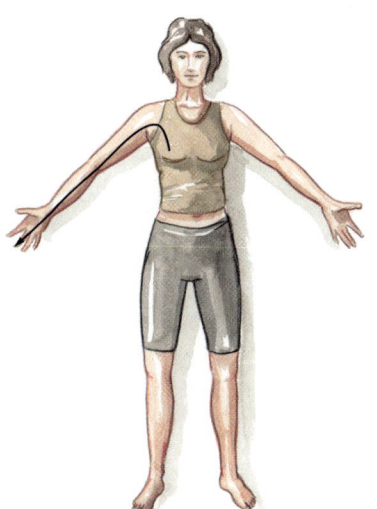

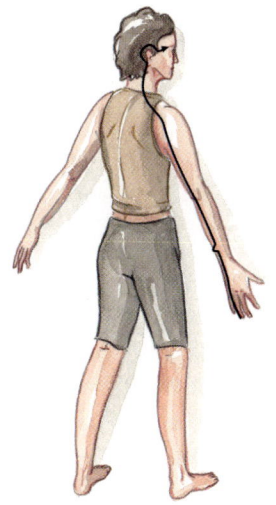

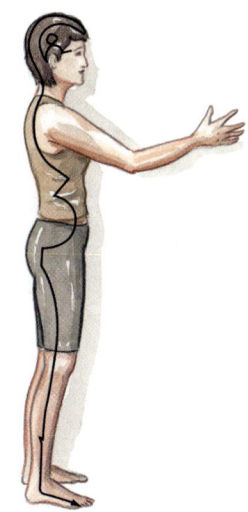

Abbildung 14:
9 – Kreislauf-Sexus-Meridian
Beidseitig. Von seitlich
der Brustwarze bis zum
inneren Nagelfalz des
Mittelfingers

Abbildung 15:
10 – Dreifacher-Erwärmer-
Meridian. Beidseitig. Vom
äußeren Nagelfalz des
Ringfingers bis zum äuße-
ren Rand der Augenbraue

Abbildung 16:
11 – Gallenblasenmeridian
Beidseitig.Vom äußeren
Augenwinkel zum
äußeren Nagelfalz der
vierten Zehe

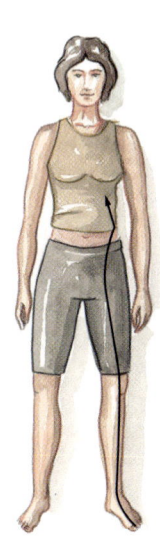

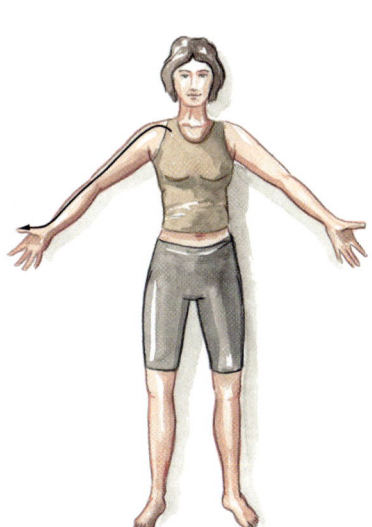

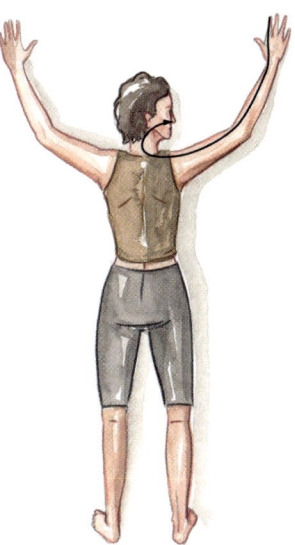

Abbildung 17:
12 – Lebermeridian
Beidseitig. Vom äußeren
Nagelfalz der großen
Zehe zum vorderen
Brustkorb

Abbildung 18:
13 – Lungenmeridian
Beidseitig. Beginnt neben
dem oberen Ende der
Achselfalte und endet am
Nagelfalz des Daumens
(nicht zum Zeigefinger hin).

Abbildung 19:
14 – Dickdarmmeridian
Beidseitig.Vom daumen-
seitigen Nagelfalz des
Zeigefingers bis zur Nase

Meridiandusche

Diese Übung kann auch einfacher gestaltet werden, als so genannte „Meridiandusche". Auch damit werden alle 14 Meridiane erreicht. Dabei streichen Sie möglichst großflächig mit der ganzen Hand und abgespreizten Fingern – so aktivieren Sie zum Teil mehrere Meridiane auf einmal. Wo Sie können, streichen Sie die Meridiane auf beiden Körperseiten gleichzeitig; bei den Armen und Händen ist es natürlich nur nacheinander möglich, wenn Sie die Übung alleine machen. Auch hier gilt wieder: Auch wenn Sie am Rücken noch nicht alle Stellen erreichen, ist die Übung trotzdem wirkungsvoll.

Die Abbildungen 20 bis 24 (Seite 31) zeigen die Verläufe der fünf Meridianduschen von ihren Anfangs- bis zu ihren Endpunkten. Außer den beiden Mittellinienmeridianen (6 und 7) werden alle Meridiane beidseitig ausgestrichen.

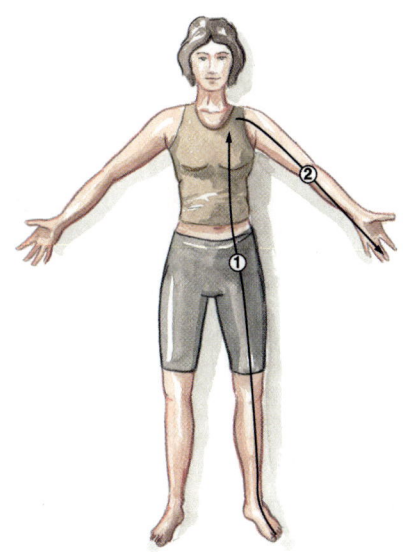

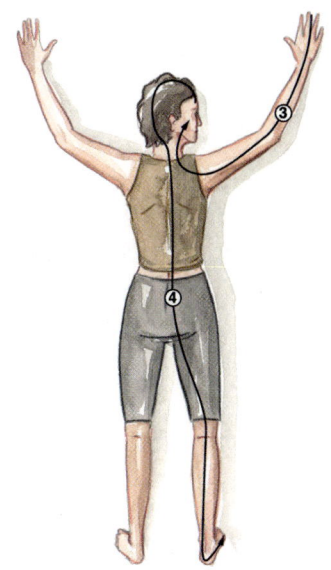

Abbildung 20:
1 = Meridiandusche für die Meridiane Milz-Pankreas, Niere, Leber
2 = Meridiandusche für die Meridiane Herz, Kreislauf-Sexus, Lunge

Abbildung 21:
3 = Meridiandusche für die Meridiane Dickdarm, Dünndarm, Dreifacher Erwärmer
4 = Meridiandusche für die Meridiane Blase, Gallenblase

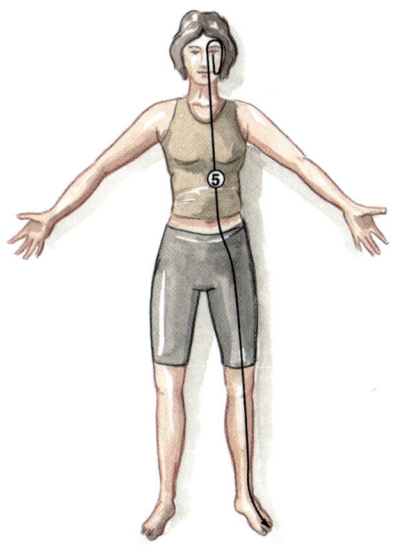

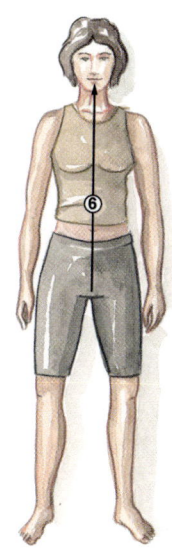

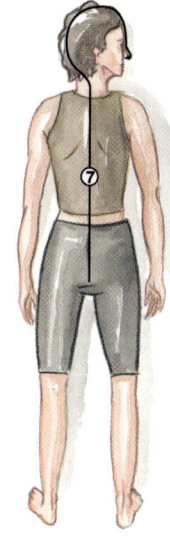

Abbildung 22:
5 = Meridiandusche für den Magenmeridian

Abbildung 23:
6 = Meridiandusche für das Zentralgefäß

Abbildung 24:
7 = Meridiandusche für das Gouverneursgefäß

Massage der neurolymphatischen Zonen

Mit dem Ausstreichen der Meridiane und mit der Meridiandusche kann das Fließen der Energie unterstützt werden. Das Fließen der Lymphflüssigkeit kann durch Massieren der den Meridianen zugeordneten „neurolymphatischen Zonen" oder „neurolymphatischen Punkte" angeregt werden. Die Abbildungen 25 und 26 zeigen die neurolymphatischen Zonen auf der Vorderseite und auf der Rückseite des Körpers. Massieren Sie die Punkte jeweils etwa 30 Sekunden lang.

Sie können Punkte, die nebeneinander liegen, wie eine Linie massieren (hinauf und hinunter, zunächst vorn, dann hinten). An Stellen, die leicht schmerzhaft sind, verweilen Sie etwas länger. Massieren Sie die Punkte, die Sie erreichen. Damit tun Sie sich schon etwas Gutes. Sie können sich auch Tennisbälle nehmen, sich an die Wand oder die Tür stellen und sich aufwärts und abwärts bewegen, so dass die Bälle, die Sie zwischen Rücken und Wand halten und bewegen, Sie am Rücken massieren. Wenn Sie die Bälle in einen Strumpf knoten, geht es noch einfacher. Haben Sie keine Bälle zur Hand, wollen aber trotzdem alle Punkte erreichen, können Sie sich an einen Türpfosten stellen und die Kante jeweils die rechte oder die linke Seite der Wirbelsäule massieren lassen, indem Sie sich mit geradem Rücken aufwärts und abwärts bewegen.

Am schönsten ist es natürlich, wenn Sie zu zweit sind und sich gegenseitig massieren. Vielleicht kann das ein schöner Auftakt oder Abschluss eines freundschaftlichen Treffens sein?

Wenn Sie beim ersten Mal nicht alle Punkte mit den Händen erreichen, merken Sie sich das gut. Es kann Ihnen passieren, dass sich das bald ändert, wenn Sie die weiter hinten im Buch vorgestellten Übungen gemacht haben.

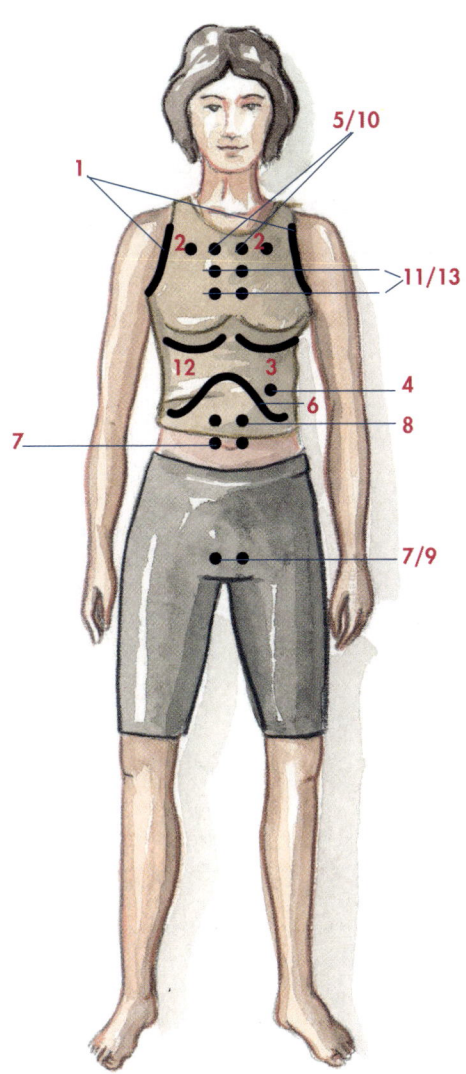

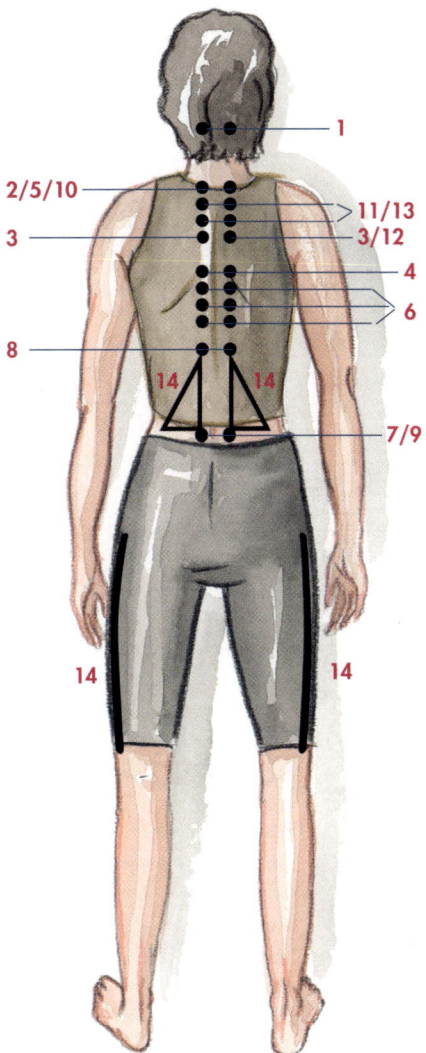

Abbildung 25:
Neurolymphatische Zonen auf der
Vorderseite

Zuordnung zu den Meridianen:

1 = Zentralgefäß
2 = Gouverneursgefäß
3 = Magenmeridian
4 = Milz-Pankreas-Meridian
5 = Herzmeridian
6 = Dünndarmmeridian

Abbildung 26:
Neurolymphatische Zonen auf der
Rückseite

7 = Blasenmeridian
8 = Nierenmeridian
9 = Kreislauf-Sexus-Meridian
10 = Dreifacher-Erwärmer-Meridian
11 = Gallenblasenmeridian
12 = Lebermeridian
13 = Lungenmeridian
14 = Dickdarmmeridian

Halten der neurovaskulären Punkte

Das Fließen des Blutes können Sie durch das Halten der „neurovaskulären Punkte" unterstützen.

Das haben Sie sicher so oder ähnlich schon sehr häufig in Ihrem Leben getan, ohne sich dessen bewusst zu sein, dass Sie sich damit etwas Gutes taten. Als Kind wurden Sie dabei vielleicht sogar ermahnt, doch den Kopf nicht aufzustützen, so schwer sei er doch wohl nicht?

Ich habe bei einem Schachturnier einmal beobachtet, wie und wo die Schachspieler in höchster Konzentration mit den Händen oder auch nur mit den Fingern ihren Kopf gehalten haben. Sie haben damit die Durchblutung des Gehirns angeregt und so ihr Denkvermögen erhöht. Ich gehe davon aus, dass sie das nicht bewusst gemacht haben, sondern intuitiv. Das ist für mich ein Hinweis darauf, dass es sich um uraltes Wissen der Menschheit handelt, das unserer eigenen Körperintelligenz entspringt. Sollten wir unserem Körper nicht wieder mehr vertrauen, mehr auf ihn hören?

Wenn wir unser Wohlbefinden steigern wollen, ist es nicht nötig zu wissen, ob unser momentaner Zustand von einem Stau im Energiefluss, im Lymphfluss oder im Blutfluss herrührt. Der Körper ist ein ganzheitliches System. Jede Veränderung vollzieht sich auf allen Ebenen. Ich erinnere an die „Triade der Gesundheit". Es geht hier einfach um verschiedene Möglichkeiten, unterstützend auf das Gesamtsystem Einfluss zu nehmen.

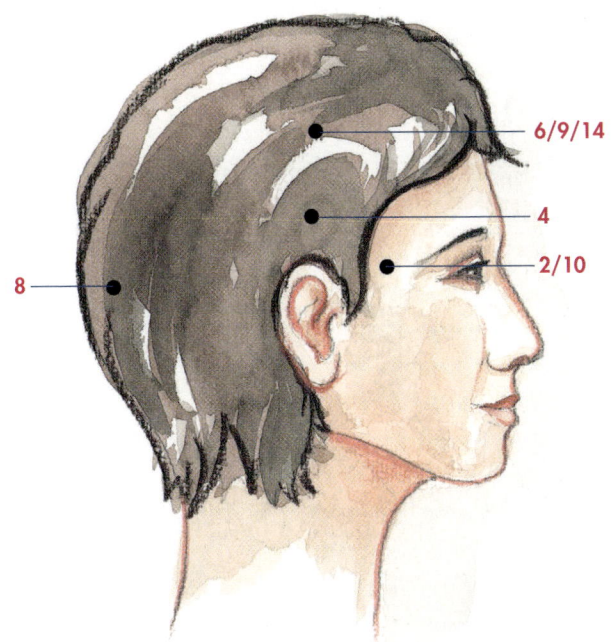

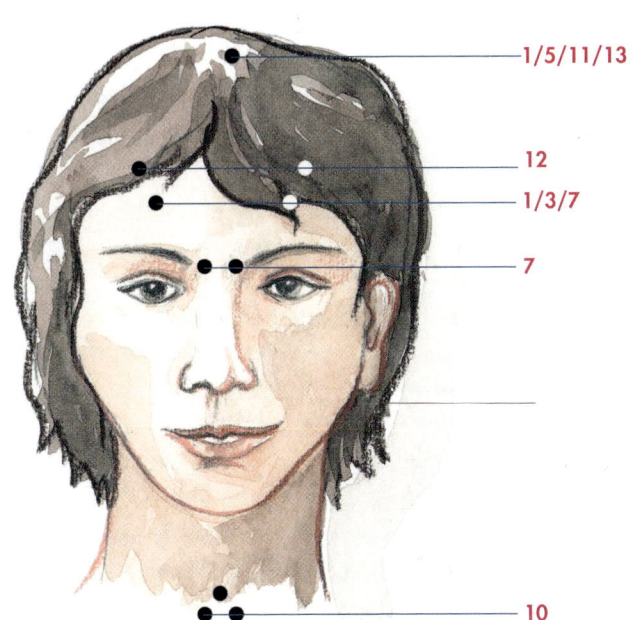

Zuordnung zu den Meridianen:

1 = Zentralgefäß
2 = Gouverneursgefäß
3 = Magenmeridian
4 = Milz-Pankreas-
 Meridian
5 = Herzmeridian
6 = Dünndarmmeridian
7 = Blasenmeridian
8 = Nierenmeridian
9 = Kreislauf-Sexus-
 Meridian
10 = Dreifacher-Erwärmer-
 Meridian
11 = Gallenblasen-
 meridian
12 = Lebermeridian
13 = Lungenmeridian
14 = Dickdarmmeridian

Das Meridianrad

Ein weiterer Ansatz, den die Kinesiologie aus der chinesischen Medizin übernommen hat, ist das Wissen um die „Maximalenergie" der einzelnen Meridiane, das uns auch gute Grundlagen für die Selbsthilfe bietet: Jeder der 12 doppelseitig verlaufenden Meridiane hat zu einer bestimmten Tageszeit seine „Maximalenergie". Innerhalb von 24 Stunden wird also der Energiekreislauf einmal durchlaufen.

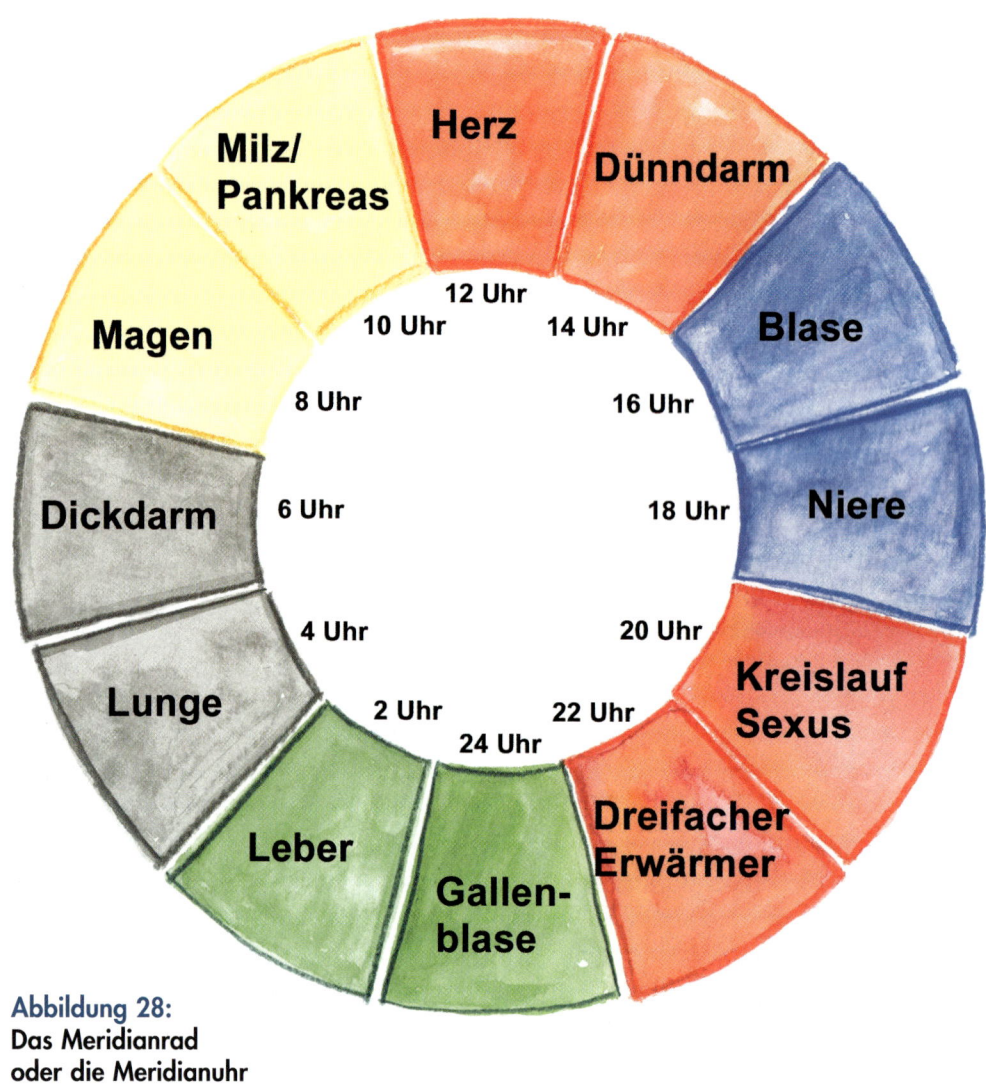

Abbildung 28:
Das Meridianrad
oder die Meridianuhr

Wenn der Energiefluss in einem Meridian unausgeglichen ist, können Symptome dafür sich während der Zeit der Maximalenergie des betreffenden Meridians besonders deutlich zeigen. Vielleicht ist Ihnen schon einmal aufgefallen, dass Ihr Husten Sie bei einer Erkältung besonders in der Zeit von 3 bis 5 Uhr plagte, dass Sie zu einer bestimmten Zeit regelmäßig aufwachten, schwitzten oder anderes Unbehagen spürten? Es ist nicht verwunderlich, wenn Sie regelmäßig zwischen 5 und 7 Uhr Stuhlgang haben, weil in dieser Zeit der Dickdarm die Maximalenergie hat …

Tageszeitbalancen

Diese Erkenntnisse können Sie sich in einer „Tageszeitbalance" nutzbar machen. Sie regen dabei den Fluss des Meridians an, der zur Zeit der Übung gerade seine Maximalenergie und sozusagen die Führung im Energiesystem hat, so dass der Energiefluss im gesamten System damit ausgeglichen wird.

Bei der Tageszeitbalance werden die neurolymphatischen Zonen des entsprechenden Meridians vorn und hinten massiert, die neurovaskulären Punkte berührt und der Meridian selbst ausgestrichen. Unabhängig von der Tageszeit werden jeweils auch die neurolymphatischen Zonen der beiden Mittellinienmeridiane vorn und hinten massiert.

In meinen Kursen machen wir die Tageszeitbalance morgens nach dem Frühstück. Wir „balancieren" uns damit für den Tag. Von etlichen Teilnehmern habe ich die Rückmeldung, dass sie diese Balance auch nach dem Kurs in ihren täglichen Ablauf einbezogen haben. Das ist die Zeit von 9 bis 11 Uhr, in der der Milz-Pankreas-Meridian seine Maximalenergie hat. (Vgl. Abbildung S. 39)

Ich lade Sie ein, diese Möglichkeit, Ihr Energiesystem auszugleichen, auch einmal zu probieren. Der Abbildung gemäß massieren Sie leicht die Punkte unter 1 bis 6, den Punkt 7 am Kopf halten Sie nur. Unter 8 sehen Sie, wie Sie den Meridian mit den Händen auf beiden Körperseiten abfahren können. (In den Abbildungen sind die Meridiane jeweils nur an einer Seite eingezeichnet.)

Ein zweites Beispiel stelle ich für die Zeit von 19 bis 21 Uhr vor. Zu dieser Zeit hat der Kreislauf-Sexus-Meridian seine Maximalenergie. (S. 40)

Sie können natürlich auch zu jeder anderen Zeit des Tages eine Tageszeitbalance machen, immer in dieser Reihenfolge:

1. Neurolymphatische Zonen des Zentralgefäßes – vorn

2. Neurolymphatische Zonen des Zentralgefäßes – hinten

3. Neurolymphatische Punkte des Gouverneursgefäßes – vorn

4. Neurolymphatische Punkte des Gouverneursgefäßes – hinten

5. Neurolymphatische Punkte des betreffenden Meridians – vorn

6. Neurolymphatische Punkte des betreffenden Meridians – hinten

7. Neurovaskuläre Punkte des betreffenden Meridians

8. Meridian ausstreichen

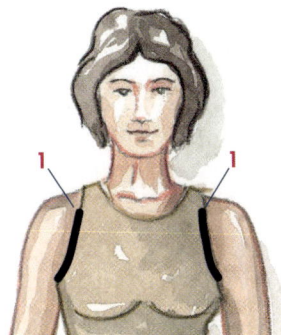
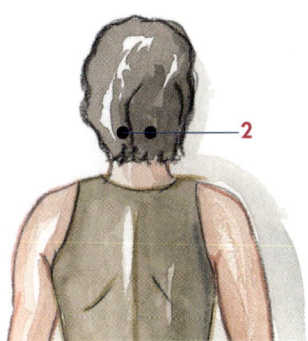

Abbildung 29:
Tageszeitbalance für den
Milz-Pankreas-Meridian
(9–11 Uhr)

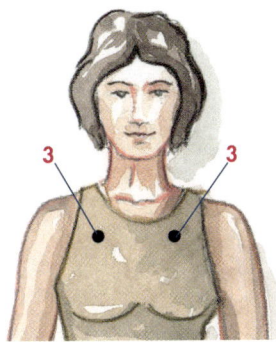
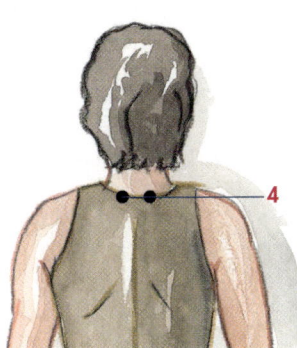

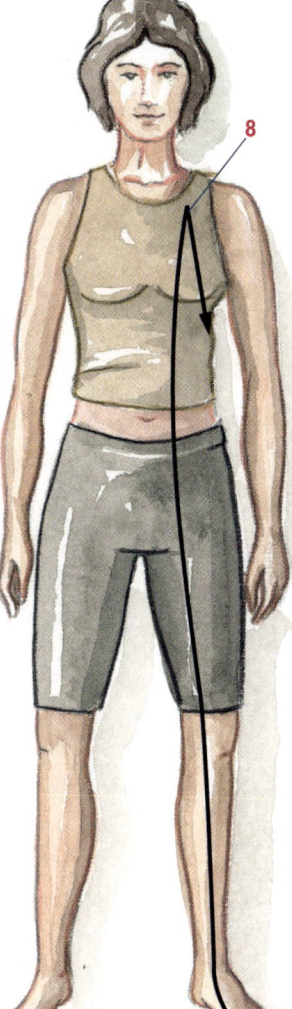

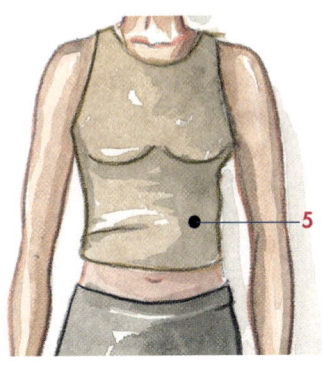

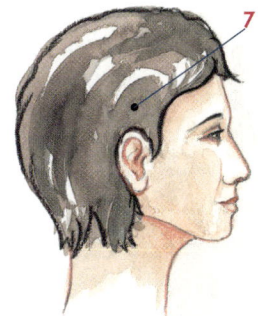

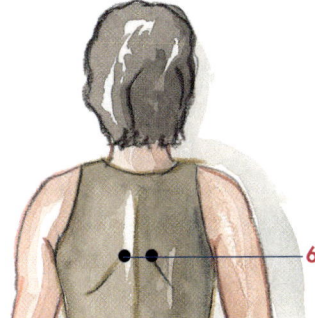

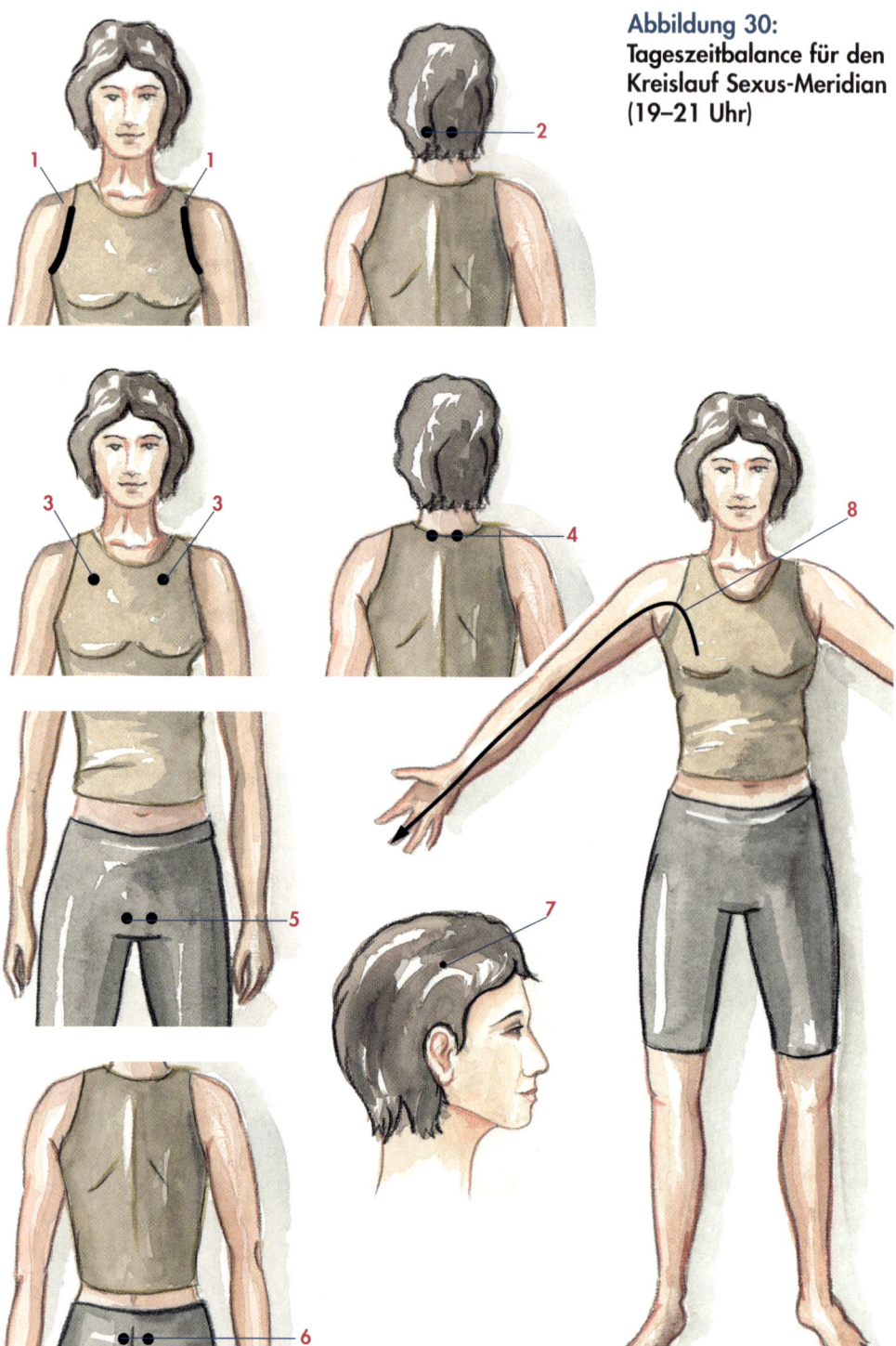

Abbildung 30:
Tageszeitbalance für den Kreislauf Sexus-Meridian (19–21 Uhr)

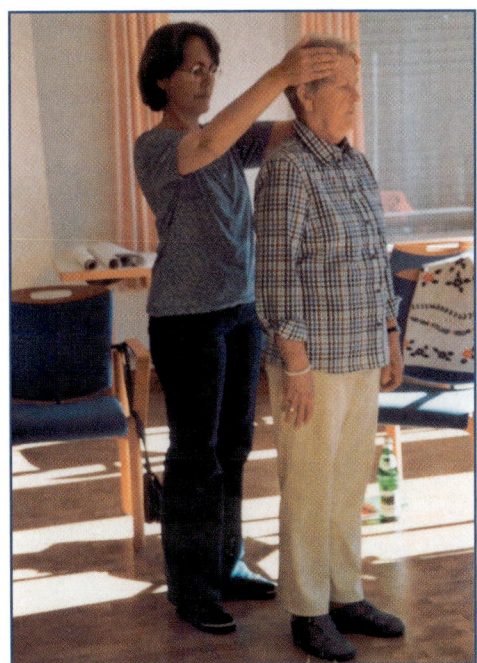 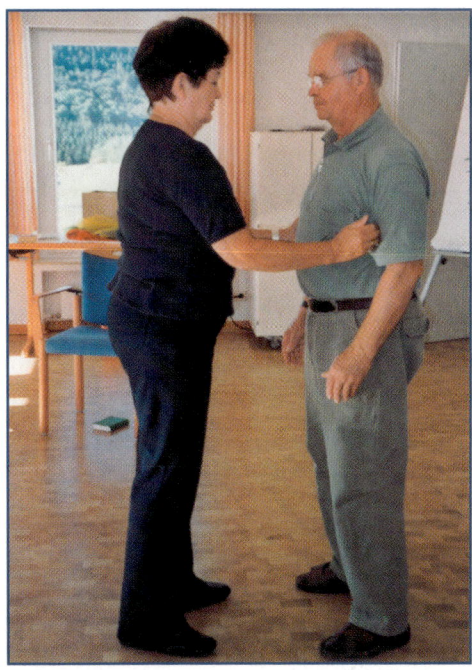

Abbildung 31 + 32: Kursteilnehmer bei der Tageszeitbalance

Sie brauchen keine Angst zu haben, dass Sie die Punkte nicht exakt finden. Sie setzen ja keine Nadeln, sondern massieren großflächig mit zwei oder drei Fingern. Ihre Intuition wird Sie an die richtigen Stellen führen. Vertrauen sie ihr. In einem Bericht über Studien zur Wirksamkeit der Akupunktur fand ich Folgendes: „Rätselhaft allerdings ist der Erfolg der eigens für diese Studie erfundenen Schein-Akupunktur. Sie war ebenfalls der schulmedizinischen Therapie weit überlegen und liegt nur wenige Prozentpunkte hinter der 'echten' Akupunktur." (Aus: *Securvital* Nr. 1/2005)

Bei dieser Schein-Akupunktur wurden die Nadeln jeweils einige Zentimeter von den Akupunkturpunkten entfernt gestochen. Wir können mit unseren Fingern also auf keinen Fall etwas falsch machen.

Für mich ist es sehr ermutigend, dass ausgehend von dem Wissen der chinesischen Medizin als Bestandteil der Kinesiologie sich so einfache und doch so wirkungsvolle Selbsthilfemethoden ergeben. Die Kreativität vieler Menschen schafft es, dass die Methoden ständig bereichert oder auch noch mehr vereinfacht werden.

Klopfakupressur

Wenn Sie schon das Ausstreichen der Meridiane kennen lernen konnten und die vereinfachte Form, die Meridiandusche, so können Sie auch eine noch einfachere und schnellere Form kennen lernen, harmonisierend auf Ihr Energiesystem einzuwirken. Sie können für jeden Meridian einen Punkt mit zwei oder drei Fingern leicht klopfen. Dabei werden jeweils der Anfangs- oder der Endpunkt eines Meridians gewählt, die sich an den Händen oder am Oberkörper befinden. Nur der Handkantenpunkt und der so genannte Serienpunkt, die besondere Bedeutung haben, sind keine Anfangs- und Endpunkte. All diese Punkte sind jederzeit leicht zugänglich und können bei leichten Unpässlichkeiten schnell hilfreich sein. Ich lade Sie ein, entsprechend der Abbildung einmal alle Punkte durchzuklopfen (etwa fünfmal jeden Punkt) oder auch nur zu halten.

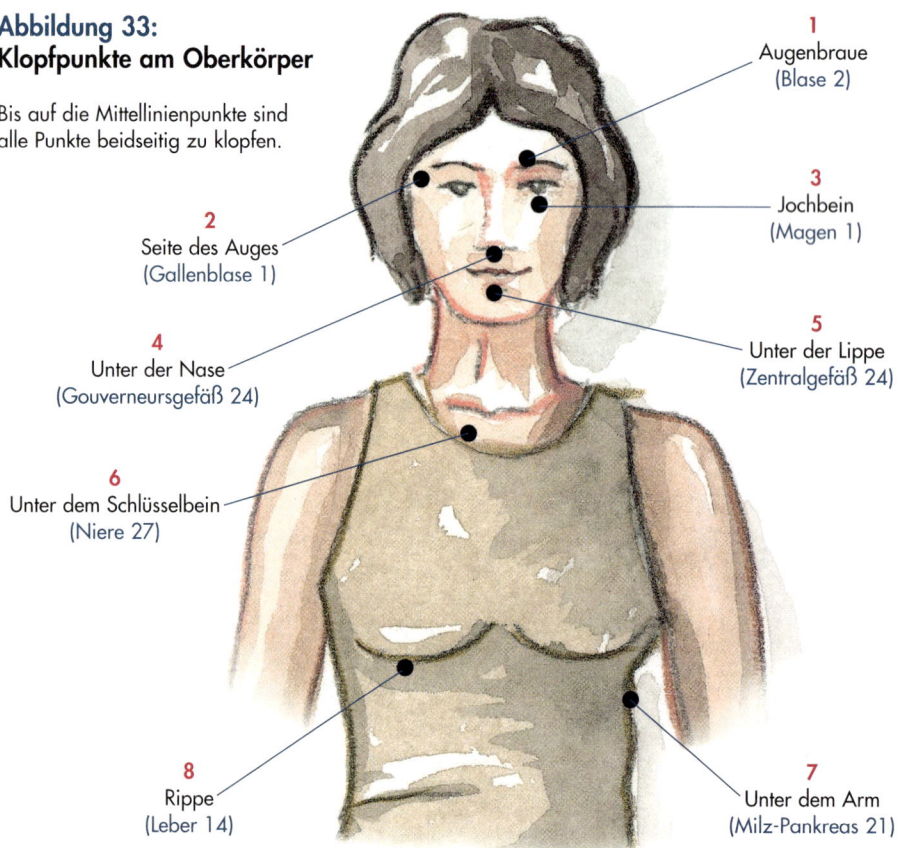

Abbildung 33:
Klopfpunkte am Oberkörper

Bis auf die Mittellinienpunkte sind alle Punkte beidseitig zu klopfen.

1
Augenbraue
(Blase 2)

3
Jochbein
(Magen 1)

2
Seite des Auges
(Gallenblase 1)

5
Unter der Lippe
(Zentralgefäß 24)

4
Unter der Nase
(Gouverneursgefäß 24)

6
Unter dem Schlüsselbein
(Niere 27)

8
Rippe
(Leber 14)

7
Unter dem Arm
(Milz-Pankreas 21)

Die Punkte sind beidseitig zu klopfen, bis auf die Punkte in der Mitte (die Punkte der Mittelinienmeridiane). Fangen Sie einfach bei den Punkten an den Augenbrauen an und klopfen die Punkte am Oberkörper, danach erst an einer Hand, dann an der anderen.

Diese Punkte zu klopfen nimmt kaum zwei Minuten Zeit in Anspruch. Aus welchem seelischen oder körperlichen Grund meine Stimmung auch abfällt, mir unwohl ist, ich kann mein Energiesystem ausgleichen. Das heißt, ich bin ausgeglichen und kann gelassen auf meine Herausforderungen reagieren.

Abbildung 34:
Klopfpunkte an der Hand

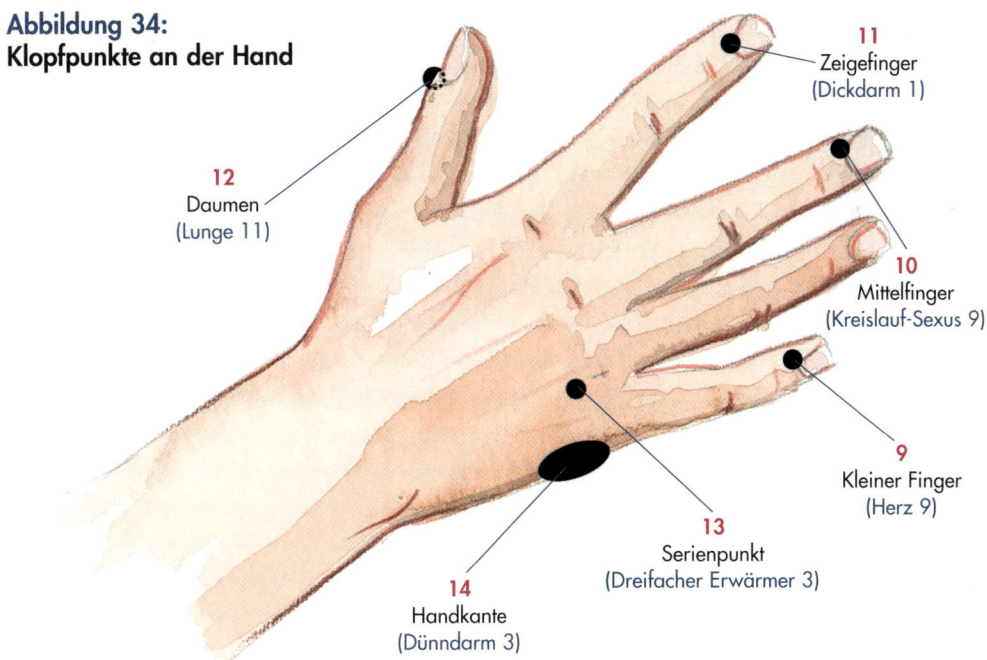

11
Zeigefinger
(Dickdarm 1)

12
Daumen
(Lunge 11)

10
Mittelfinger
(Kreislauf-Sexus 9)

9
Kleiner Finger
(Herz 9)

13
Serienpunkt
(Dreifacher Erwärmer 3)

14
Handkante
(Dünndarm 3)

Man ist so alt, wie man sich fühlt

Das haben Sie sicher auch schon oft gehört. Die Frage, wie alt jemand ist, ist also gar nicht so eindeutig zu beantworten. Dr. Deepak Chopra, ein indischer Arzt und vielfacher Autor, unterscheidet in seinem Buch *Die Körperzeit* drei „Lebensalter":

> „1. **Das chronologische Alter** *– wie alt Sie dem Kalender nach sind.*
>
> 2. **Das biologische Alter** *– wie alt Ihr Körper ist in Bezug auf bestimmte kritische körperliche Anzeichen und Zellentwicklungen.*
>
> 3. **Das psychologische Alter** *– wie alt Sie sich fühlen."* [4]

Nur das erste Alter ist festgelegt. Die beiden anderen sind von Mensch zu Mensch sehr unterschiedlich und von verschiedenen Faktoren abhängig. Auf diese Faktoren können wir Einfluss nehmen.

Wenn Sie die Meridiane ausstreichen, die neurolymphatischen Punkte massieren, die neurovaskulären Punkte halten oder die Tageszeitbalance machen, unterstützen Sie das Fließen, die Bewegung in Ihrem Körper. Sie beeinflussen das biologische Alter und gleichzeitig wecken Sie die Lebensgeister. Sie fühlen sich frisch und munter und damit jünger.

Viele Wege führen nach Rom, doch wer körperlich und geistig rege bis ins hohe Alter sein will, braucht Bewegung. Die Wahl des Weges kann sich nur auf die Art der Bewegung beziehen. Durch Bewegung kann sich das kindliche Gehirn entwickeln, durch Bewegung bleibt das erwachsene Gehirn leistungs- und lernfähig.

Professor Hollmann, ein deutscher Wissenschaftler, der sich dieser Thematik widmet, schreibt in einem Artikel „Körperliche Aktivität fördert Gehirngesundheit und -leistungfähigkeit" unter anderem:

---

[4] D. Chopra, *Die Körperzeit*, S. 93

„Das Gehirn dürfte ähnlich dem Herzen und der Skelettmuskulatur bis in ein hohes Alter auf einem hohen Leistungsstand zu halten sein. Dafür sprechen auch Befunde, die an 4615 Personen im Alter von 65 Jahren oder älter erhoben wurden, wonach überdurchschnittliche körperliche Aktivität die Wahrscheinlichkeit des Auftretens von kognitiven Behinderungen signifikant vermindert." [5]

Unter Leitung von Professor Hollmann gab es auch eine Studie, von der in der Zeitschrift Focus (4/2004) berichtet wurde. Siebzigjährige gingen zweimal wöchentlich eine Stunde „stramm" spazieren. Nach einem Jahr aktivierten die Teilnehmer weniger Gehirnmasse zur Lösung von Denkaufgaben, das heißt, sie nutzten ihr Gehirn besser als ein Jahr zuvor. „Bewegung hat einen größeren Einfluss auf Gehirnstruktur, -stoffwechsel und -durchblutung als jede Form geistiger Betätigung", wurde der Sportmediziner Hollmann zitiert.

Professor Hollmann lebt offensichtlich das, was er forscht und lehrt. Ich erlebte ihn bei einem Kinesiologiekongress „Lernen und Gehirn" mit einem Vortrag zu seiner Forschungsarbeit – das war drei Tage vor seinem 80. Geburtstag. (Es gibt so viele Vorbilder!)

Von ähnlichen Studien wird aus Amerika berichtet:

„Forscher der Tufts University, an der die amerikanische Regierung ein wichtiges Zentrum für Studien über das menschliche Alter unterhält, haben nachgewiesen, daß die Hauptsymptome für biologisches Altern allein durch Körperbewegungen abgeschwächt werden können. Diese Wirkung kann daneben durch eine verbesserte Ernährung verstärkt werden." [6]

Von der 101-jährigen Anna Lundgren wird berichtet, dass sie als Kind eine sehr wichtige Erfahrung gemacht habe, die ihren späteren Alterungsprozess stark beeinflusst habe: Sie habe als junges Mädchen in Norwegen miterlebt, dass die Leute einfach herumsaßen, wenn sie 55 oder

---

5 Hollmann et al., *Nervenheilkunde* Nr. 9/2003, S. 472
6 D. Chopra, *Die Körperzeit*, S. 166

65 wurden. Das war für sie „Altsein". Sie habe sich nie so alt gefühlt, auch nicht mit 101 Jahren.[7]

Tätigsein und Bewegung sind also die Schlüssel dazu, körperlich und geistig rege bis ins hohe Alter zu sein. „Lass uns handelnd sterben und nicht im Sitzen", das war das Motto der beiden alten Frauen in der Eingangsgeschichte.

---

[7] D. Chopra, ebd.

Bewegung ist das Tor zum Lernen

So lautet das Motto des amerikanischen Heilpädagogen Dr. Paul Dennison. Ausgehend von den Erkenntnissen der Gehirnforschung, der Kinesiologie, der Optometrie und von seinen eigenen Erfahrungen, die er in langjähriger Arbeit mit lernbehinderten Kindern gemacht hatte, hat er ein Programm von einfachen, gezielten Körperübungen zusammengestellt, mit dem die einzelnen Gehirnbereiche aktiviert, Stressauswirkungen vermindert und dadurch die Denkleistungen erhöht werden. Das heißt, das Fließen der Nervenimpulse wird unterstützt, Blockaden werden abgebaut. Dieses Übungsprogramm heißt *Brain-Gym*® (übersetzt: Gymnastik für das Gehirn). Mit *Brain-Gym*® kann jeder selbst das ihm innewohnende Potenzial wecken, unabhängig davon, ob es noch schläft oder im Laufe der Zeit wieder eingeschlafen ist.

Jeder Mensch hat ein phantastisches Gehirn, nutzt aber nur einen Teil seines Potenzials. Dabei gibt es von Mensch zu Mensch Unterschiede. Autoren, die sich mit gehirngerechtem Lernen beschäftigen, kommen immer wieder zu der Feststellung, dass wir zwar alle ein wunderbares Gehirn haben, aber keine Gebrauchsanweisung dazu. Die Unterschiede von Mensch zu Mensch ergeben sich daraus, wie wir unser Gehirn nutzen, wie wir Zugang zu den einzelnen Gehirnbereichen haben. Durch die *Brain-Gym*®-Übungen können gezielt blockierte Zugänge freigelegt und damit die Zusammenarbeit von Körper und Geist ermöglicht werden. Diese Übungen werden im Weiteren in diesem Buch vorgestellt. Zunächst noch ein paar Gedanken zu unserem Gehirn und zu den Prozessen, die bei Stress ablaufen und bei Dauerstress zu Krankheit führen.

Unser Gehirn

„Angesichts des enormen Aufschwungs der Hirnforschung in den vergangenen Jahren entsteht manchmal der Eindruck, unsere Wissenschaft stünde kurz davor, dem Gehirn seine letzten Geheimnisse zu entreißen … Nach welchen Regeln das Gehirn arbeitet, wie es die Welt abbildet, dass unmittelbare Wahrnehmung und frühere Erfahrung miteinander verschmelzen, wie das innere Tun als 'seine' Tätigkeit erlebt wird und wie es künftige Aktionen plant, all dies verstehen wir nach wie vor noch nicht einmal in Ansätzen. Mehr noch: Es ist überhaupt nicht klar, wie man dies mit den heutigen Mitteln erforschen könnte. In dieser Hinsicht befinden wir uns gewissermaßen noch auf dem Stand von Jägern und Sammlern." (Zitiert aus: „Das Manifest – Elf führende Neurowissenschaftler über Gegenwart und Zukunft der Hirnforschung", in: Gehirn und Geist Nr. 6/2004, S. 30 u. 33)

Täglich neue Nervenzellen

Das Wunder im Kopf bleibt aller Wahrscheinlichkeit nach noch eine Weile ein Wunder. Wir können es nur ehrfürchtig bestaunen und gut mit ihm umgehen. Einige Geheimnisse wurden ihm schon entlockt. Sie machen Mut, besonders in Bezug auf das Älterwerden. Während unseres ganzen Lebens können täglich 60 000 neue Nervenzellen entstehen, allein in einem Gehirnteil, der Hippokampus genannt wird.[8]

Voraussetzungen dafür sind unter anderem Bewegung, Berührung und Freude. Bei Stress wachsen keine neuen Nervenzellen Stresshormone lösen die überlebensorientierte „Kampf-oder-Flucht"-Reaktion aus.

---

[8] Carla Hannaford, *Was jedes Kind zum Wachsen braucht*, S. 143

„Bei Ratten, die man in kleine Käfige einschloß und völlig von den anderen Tieren absonderte, begann der Kortex (die Hirnrinde, G. K.) zu schrumpfen, und die Zahl der Dendriten (Fortsätze von Nervenzellen, G. K.) nahm ab. Wurde dagegen eine Ratte wieder unter ihresgleichen gebracht und erhielt viel Anregung, dehnte sich das Gehirn wieder aus, und es entstanden neue Dendriten. Daraus ergab sich eine physiologische Erklärung für eine Beobachtung, die wir alle schon einmal gemacht haben: Einsame, isolierte Menschen sind mit größerer Wahrscheinlichkeit verwirrt, orientierungslos, stumpf und geistesabwesend als ihre Altersgenossen, die aktiv in ihrem Familien- und Freundeskreis eingebunden sind." [9]

Dr. Carla Hannaford, eine amerikanische Neurophysiologin, berichtete bei einem Seminar von Versuchen mit Ratten und Mäusen, denen man eine an Anregung reiche Umgebung gestaltet hatte, mit verschiedenen Spielgeräten und mit Artgenossen für soziale Kontakte. Laufräder waren bei diesen Studien besonders gefragt und bewirkten selbst bei sehr alten Ratten und Mäusen starkes Zellwachstum. Wenn man die Tiere jedoch in die Laufräder zwang, wuchsen keine neuen Nervenzellen. Zwang verhindert also Nervenzellwachstum.

Als Beispiel für die Bedeutung von Berührung zeigte Carla Hannaford Dias von zu früh geborenen Zwillingen. Die Säuglinge lagen in getrennten Inkubatoren. Ein Baby war in Gefahr zu sterben. Da hatte eine Krankenschwester die rettende Idee, beide Säuglinge in einen Inkubator zu legen. Das war tatsächlich die Rettung.

Kinder, die regelmäßige liebevolle Berührung genießen können, haben einen geringeren Stresshormonspiegel, ihr Gehirn kann sich gut entwickeln. Berührung ist auch im weiteren Leben von Bedeutung. Häufig ist die Berührung in unserer Zeit leider auf Sex oder Gewalt beschränkt. Aber auch hier bricht sich die Natur des Menschen allmählich wieder Bahn. Ich beobachte immer mehr Menschen, die sich zur Begrüßung oder Verabschiedung freundschaftlich in den Arm nehmen.

---

[9] D. Chopra, a.a.O., S. 324

In unseren Kursen machen wir die Tageszeitbalance zum Beispiel in Partnerarbeit. Wir berühren uns gegenseitig auch bei einigen anderen Übungen. Wer zu Hause niemanden hat, mit dem er sich gegenseitig berühren kann, könnte vielleicht das Eincremen der Haut unter diesem Aspekt noch mehr genießen und sein Nervenzellwachstum damit anregen.

Was ist Stress?

Bei Stress wachsen also keine neuen Nervenzellen. Was heißt Stress? „Streß ist eine Reaktion auf eine angenommene Bedrohung." [10]

Vielleicht kennen Sie solche Sätze wie diese:

Ich konnte nicht mehr klar denken. Ich war ganz durcheinander. Ich war nicht gut drauf. Ich wusste nicht mehr, wo hinten und vorn ist. Ich habe total den Überblick verloren. Ich kriegte nichts auf die Reihe. Mir fehlten die Worte. Es hat mir die Sprache verschlagen. Ich wusste nicht mehr aus noch ein. Ich war völlig aus dem Häuschen. Ich war außer mir. Ich war wie gelähmt.

In solchen Situationen waren Sie in Stress. Sie fühlten sich in irgendeiner Weise bedroht, Sie schätzten die Situation als gefährlich ein. Wenn wir in Gefahr sind, schaltet unser Gehirn auf das Überlebensprogramm: Flucht oder Angriff. (Man könnte „draufschlagen" oder es ist zum „Davonlaufen".) Die Hauptaufgabe unseres Gehirns ist, unser Überleben zu sichern.

Das dreigeteilte Gehirn

Entwicklungsgeschichtlich hat sich das Gehirn über drei Stufen entwickelt. Zunächst war da das „Reptiliengehirn" (das heißt, dass auch die Reptilien diesen Teil des Gehirns schon hatten). Dann entstand zusätzlich zum Reptiliengehirn das „Säugetiergehirn", der Teil des Gehirns, den alle Säugetiere haben. Danach entwickelte sich das Neuhirn (Großhirn oder Neokortex). Diese drei Gehirne werden auch Hinterhirn, Mittelhirn

---

10 Carla Hannaford, *Was jedes Kind zum Wachsen braucht*, S. 195

und Vorderhirn genannt. Für das Wunder in unserem Kopf ist das natürlich ein sehr vereinfachtes Modell. Es kann uns aber eine kleine Ahnung davon vermitteln, was bei Stress in unserem Gehirn abläuft und warum wir bei Stress nicht zu den Denkleistungen fähig sind, die uns sonst selbstverständlich sind.

Das Hinterhirn, der entwicklungsgeschichtlich älteste Teil, ist für das Überleben zuständig. Es steuert die automatischen Funktionen wie Atmung und Herzschlag, empfängt alle ankommenden Sinnesinformationen, filtert sie und leitet sie an höher gelegene Hirnzentren weiter. Es ist der Teil, der am schnellsten reagiert und im Notfall das gesamte Gehirn beherrscht, indem das uralte Notprogramm, das Kampf-oder-Flucht-Verhalten ausgelöst wird.

Das Mittelhirn, auch limbisches System genannt, ist an der Steuerung der Körpertemperatur und des Blutdrucks beteiligt. Es ist der Sitz der Emotionen und der Motivation. Die Emotionen bestimmen, ob die aufgenommenen Sinnesinformationen zu Stress führen oder zu einer Herausforderung für den Menschen werden.

Das Vorderhirn, auch Großhirn, Neuhirn oder Neocortex genannt, ist zuständig für das bewusste, rationale Denken, für angemessenes Reagieren, für Entscheiden, für Lesen, Schreiben und Rechnen, für kreative Lösungen bei Herausforderungen aller Art. (Vgl. Abbildung S. 52)

Zunächst ist da nur ein Ereignis. Wir nehmen es über unsere Sinnesorgane wahr. Es erinnert uns an ähnliche Ereignisse aus der Vergangenheit und ruft entsprechende Gefühle hervor. Von diesen Gefühlen hängt es ab, ob wir das Ereignis als Bedrohung ansehen oder als Herausforderung, ob das Hinterhirn Alarm auslöst, um unser Überleben zu sichern, oder ob das Vorderhirn den Impuls bekommt, eine angemessene Lösung oder Reaktion zu finden.

Das alles geschieht blitzschnell und entzieht sich unserer bewussten Wahrnehmung, denn wenn es um das Überleben geht, ist keine Zeit zu verlieren. Dieses Programm besteht seit Menschengedenken, als weise Einrichtung der Natur.

Abbildung 35:
Unser dreigeteiltes Gehirn

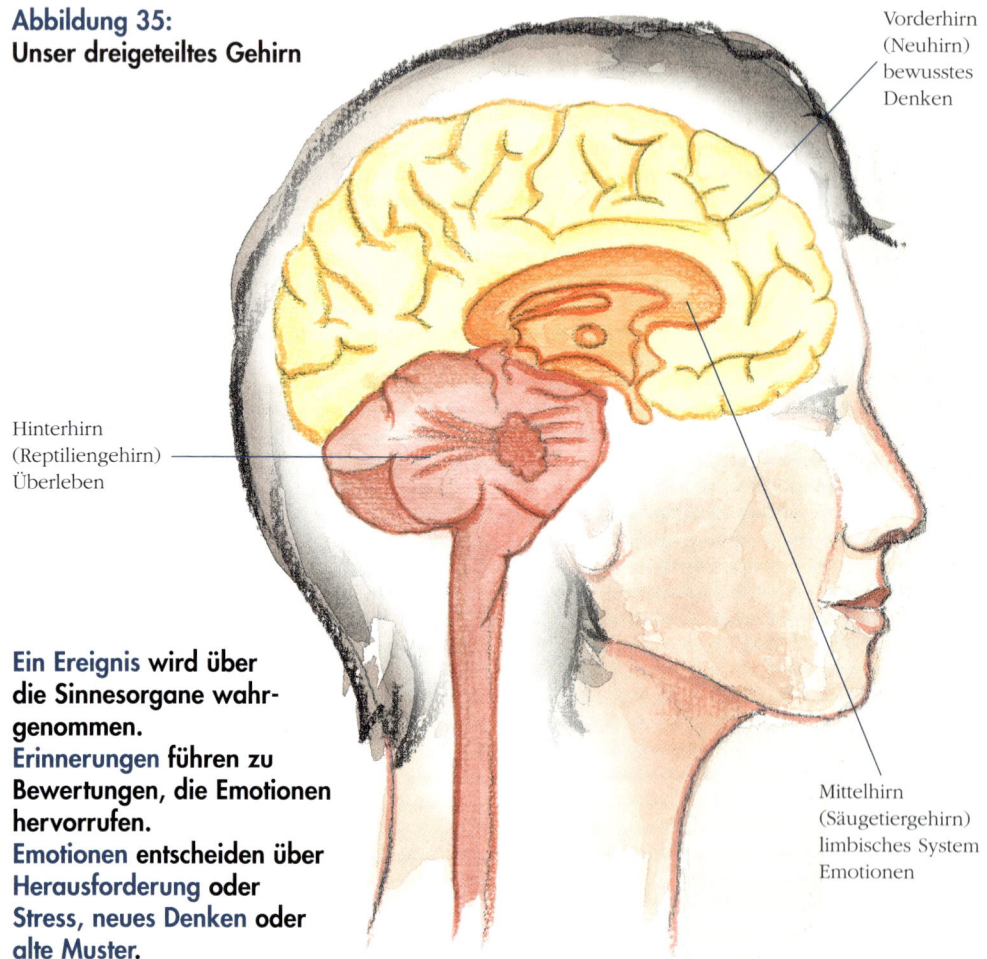

Vorderhirn
(Neuhirn)
bewusstes
Denken

Hinterhirn
(Reptiliengehirn)
Überleben

Mittelhirn
(Säugetiergehirn)
limbisches System
Emotionen

Ein Ereignis wird über
die Sinnesorgane wahr-
genommen.
Erinnerungen führen zu
Bewertungen, die Emotionen
hervorrufen.
Emotionen entscheiden über
Herausforderung oder
Stress, neues Denken oder
alte Muster.

Wie sieht dieses Überlebensprogramm aus?

● Das Blut aus den Stirnlappen fließt in die hinteren Bereiche des Gehirns. (Zum Denken ist keine Zeit, wenn es um das Überleben geht.)

● Das Blut aus dem Verdauungstrakt fließt in die Muskeln des Bewegungsapparates. (Welche Bedeutung kann die Verdauung noch haben, wenn der Mensch wenige Minuten später vielleicht schon tot ist?)

● Das Herz schlägt schneller, um Sauerstoff ins Gehirn zu bringen (erhöhter Blutdruck).

- Die Blutgerinnung wird gefördert, damit der Mensch bei Verletzung nicht zu viel Blut verliert und verblutet.

- Die Pupillen weiten sich, um das periphere Sehen zu verbessern und damit auch mögliche Angreifer früher wahrnehmen zu können.

- Die Muskeln spannen sich an, von den Schultern an der Wirbelsäule hinunter bis zur Rückseite der Beine.

  „Je besser die Methoden der Biochemiker, desto komplizierter wurde dann das Ganze. Man konnte über 1.400 physikalische oder chemische Veränderungen bei einem Organismus in einer Stressreaktion erfassen." [11]

Wenn der Alarmstufe die Reaktion folgt (weglaufen oder zuschlagen), werden die Stresshormone, die diese und andere Prozesse einleiten, abgebaut. Wenn es nicht zur Tat kommt, speichert der Körper die Stresshormone und Leber, Lungen und Nieren haben die Aufgabe, den Körper zu entgiften. Es folgt das Erschöpfungsstadium.

In unserem täglichen Leben geht es sicher in den wenigsten Fällen wirklich um das Überleben. Aber wenn wir eine Situation als gefährlich einstufen, laufen diese Prozesse ab. Das nennen wir dann Stress. In diesem Sinne benutze ich auch das Wort Stress. „Man hört nicht selten die Meinung, es gäbe zwei Sorten von Stress, den guten Eu-Stress und den schlechten Dys-Stress … Stress ist eine Frage der Bewertung und der Dosis. Seine Einteilung in gut und böse vereinfacht die Dinge zu stark." [12]

Das zweigeteilte Gehirn

Das volle Potenzial unseres Gehirns können wir nur dann nutzen, wenn alle Gehirnbereiche zur Verfügung stehen, das heißt, dass wir nicht im Stress, nicht im Überlebensmodus reagieren. Dann wissen wir, wo hinten und vorn ist, dann geht nichts drunter und drüber, dann weiß die Rechte, was die Linke tut.

Unser Vorderhirn besteht aus zwei Hälften, die unterschiedliche Funktionen haben und durch ein dickes Band von Nerven miteinander verbunden

---

[11] Manfred Spitzer, *Lernen: Gehirnforschung und die Schule des Lebens*, S. 173

[12] ebd.

sind. Damit die Rechte weiß, was die Linke tut, ist auch hier Zusammenarbeit erforderlich. Die linke Gehirnhälfte steuert die rechte Körperseite, die rechte Gehirnhälfte die linke Körperseite. Die linke Gehirnhälfte wird auch „Logikhälfte" genannt. Sie steht für analytisches Denken, für Einzelheiten, für Zeit, für Zahlen. Die rechte Gehirnhälfte, auch „Gestalthirn" genannt, steht für das Ganze, das Bild, den Überblick, für das Räumliche. (Vgl. Abb. Seite 55)

Wenn ich in meinen Seminaren von der linken und der rechten Gehirnhälfte spreche, bringe ich gern die folgenden Sätze: „Ein Zweibein sitzt auf einem Dreibein und isst ein Einbein. Da kommt ein Vierbein und nimmt dem Zweibein das Einbein weg. Da nimmt das Zweibein das Dreibein und schlägt das Vierbein." [13]

Sprechen Sie diese Sätze doch bitte einmal nach. Gelingt Ihnen das nach einmaligem, zweimaligem, mehrmaligem Lesen? Wenn Sie nur die linke Gehirnhälfte nutzen, sich nur auf die Zahlen konzentrieren, müssen Sie sicher etliche Male lesen. Nehmen Sie die rechte Gehirnhälfte, die Bilder, dazu. (Zum Beispiel: Ein Zweibein = ein Mensch, ein Dreibein = ein Schemel, ein Einbein = ein Hühnerbein, ein Vierbein = ein Hund usw.)

Wenn Links und Rechts zusammenarbeiten, lernt es sich leichter, behält man leicht. Bei Stress ist auch das schwierig. Bei Stress arbeitet vorwiegend ihre dominante Gehirnhälfte, das heißt, jeder Mensch hat eine Gehirnhälfte, die die Führung hat. Die andere ist nur eingeschränkt verfügbar. Wie geht es Ihnen bei Stress? Kriegen Sie nichts auf die Reihe? (Linke Hälfte eingeschränkt) Fehlt Ihnen der Überblick? (Rechte Hälfte eingeschränkt) Werden Sie chaotisch oder phantasielos? Fällt ihnen nichts ein oder reden Sie zusammenhangloses Zeug daher? Das sagt etwas darüber, welche Gehirnhälfte bei Ihnen die Führung hat.

Noch einmal: „Altern ist die Reaktion des Körpers auf die Umstände, die ihm aufgebürdet werden, sowohl innere wie äußere."[14] Ein Schlüssel zu geistiger und körperlicher Gesundheit ist es also zu erkennen, was wir ihm aufbürden, und ihn von Bürde zu befreien. Dafür gibt es einige wirkungsvolle Methoden.

---

13 Vera Birkenbihl, *Das „neue" Stroh im Kopf?*, S. 273
14 D. Chopra, a.a.O., S. 87

Abbildung 36:
Unser zweigeteiltes Gehirn umfasst ...

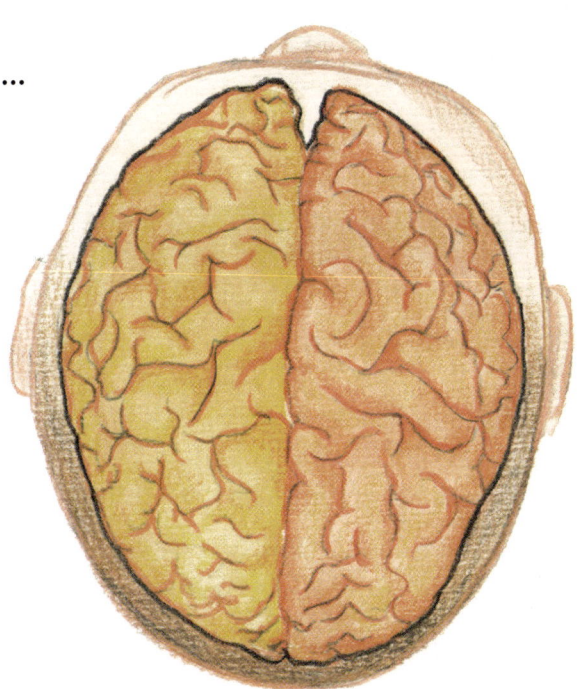

... eine **Logikhemisphäre**
(üblicherweise die
linke Gehirnhälfte):
linear – Details – analytisch –
Reihenfolge – Zahlen – Formeln –
Zeitgefühl – Struktur – Sprache

... eine **Gestalthemisphäre**
(üblicherweise die
rechte Gehirnhälfte):
räumlich – Gesamtbild –
Überblick – synthetisch – Bilder –
kein Zeitgefühl – Rhythmen

Aus dem Stress in die Balance

Im Wesentlichen stehen uns dafür drei Wege zur Verfügung:

- die Stressfaktoren erkennen und möglichst vermeiden,
- unsere Sichtweisen oder inneren Überzeugungen ändern,
- das Fließen im Körper durch gezielte körperliche Aktivitäten unterstützen.

1. Stressfaktoren erkennen und möglichst vermeiden

Welche Umstände bürde ich meinem Körper auf? Welche Umstände signalisieren meinem Gehirn Bedrohung für mein Leben? Welche Umstände lassen meinen Blutdruck ansteigen, meinen Atem stocken, meine Muskulatur anspannen? Welche Umstände behindern den freien Fluss von Energie, Blut, Lymphe und Nervensignalen in meinem Körper?

Ausgehend von dem Dreieck der Gesundheit (siehe weiter oben) kann die Biochemie, die Biomechanik oder die Psyche gestört sein. Die biomechanischen Prozesse können beispielsweise empfindlich durch Wassermangel beeinträchtigt sein. Es heißt, dass unser Körper zu 70 Prozent aus Wasser besteht. Ohne Wasser kein Fließen. Es wird empfohlen, täglich pro 10 kg Körpergewicht ein Glas mit 250 ml Wasser zu trinken. Da Kaffee, Tee und Alkohol harntreibend wirken, sollte zum Ausgleich dafür noch zusätzlich Wasser getrunken werden. Bei Hitze oder großen Herausforderungen wird noch mehr Wasser benötigt.

Umweltgifte in Nahrung und Atemluft, Lärm, Strahlung, Elektrosmog, zu wenig Schlaf, ein Unfall, ein nicht körpergerecht gestalteter Arbeitsplatz, unangenehme Beziehungen – das alles können Stressauslöser sein. Es kommt darauf an, das körperliche und geistige Befinden aufmerksam wahrzunehmen, ein Ungleichgewicht rechtzeitig zu erkennen und dann entsprechend achtsam mit sich selbst umzugehen.

Hitze und Kälte sind für den Körper ebenfalls Stressauslöser. Sie können aber auch die Lebensgeister wecken. Ich denke da an Sauna oder Eisbaden. Es kommt auf die Bewertung und die Dosis an.

> *„Der Körper lädt sich selbst wieder auf; er erneuert seine Energien nach Phasen der Erschöpfung von selbst. Ganz gleich, wie groß der Streß war, der Körper kehrt, sobald er einmal reagiert hat, zu seinem Zustand der Ausgewogenheit zurück."* [15]

Wie ein Stehaufmännchen sich immer wieder aufrichtet, wenn der Druck nachlässt, so können sich auch Körper und Geist nach jeder Belastung wieder aufrichten. Die Frage ist aber, wie viele Stressauslöser gleichzeitig wirken und wie viel Stress schon gespeichert wurde. Ob für einen Menschen, der schon Krankheitssymptome zeigt, Eisbaden und Sauna dazu angetan sind, die Lebensgeister zu wecken?

Es gibt Theorien, die davon ausgehen, dass jeder Mensch ein gewisses Maß an Anpassungsfähigkeit mit auf den Lebensweg bekommen hat. Wenn das Wohlbefinden auf einer Skala von 0 bis 100 eingestuft wird, bedeutet 0 = tot sein und 100 = vor Energie platzen.

---

[15] ebd., S. 101

„Wir alle liegen irgendwo dazwischen, aber erst wenn wir unter 50 Prozent absinken, zeigen sich Symptome von Krankheiten. Sie können morgens aufwachen und sich großartig fühlen ohne zu wissen, dass Sie in Wahrheit nur eine schlaflose Nacht, zwei Tassen Kaffee oder ein unerwartetes Ereignis von der sichtbaren Konsequenz eines Ungleichgewichts, nämlich einem geistigen, körperlichen oder emotionalen Symptom entfernt sind.

Manche Theorien behaupten, dies sei der Alterungsprozess. Wenn wir unter die 50-Prozent-Marke kommen, greifen wir unseren Grundstock an nicht wieder auffüllbarer Anpassungsenergie an, bis dieser aufgebraucht ist und wir sterben.“ [16]

Es lohnt sich also, auch „kleinen" Stressauslösern Aufmerksamkeit zu widmen. Ein „kleiner" Stress kann gerade der Tropfen sein, der das Fass zum Überlaufen bringt. Und es lohnt sich auch, Anpassungstechniken zu erlernen, die unsere Lebensenergie erhalten und den Grundstock vielleicht doch wieder auffüllen.

2. Sichtweise ändern

Unsere Bewertung einer Situation entscheidet darüber, ob wir davonrennen oder zuschlagen möchten oder ob wir konstruktiv mit der Situation umgehen, ob wir nach unseren alten automatischen Mustern reagieren oder bewusst agieren, ob das Hinterhirn oder das Vorderhirn etwas zu tun bekommen. Unsere Bewertung hängt von unseren Erinnerungen ab, von unseren Erfahrungen, von unseren Überzeugungen. Es kann deshalb äußerst hilfreich sein, offen für Veränderungen zu sein, das Neue anzunehmen, das Unbekannte zu begrüßen.

Wie geht es Ihnen, wenn Ihr Zug Verspätung hat, Sie also überhaupt nicht abschätzen können, wie der Tag, den Sie so genau geplant haben, verlaufen wird? Oder Sie stehen im Stau auf der Autobahn. Wann wird sich der Stau auflösen?

„In einer beliebigen Situation entsteht der größte wahrgenommene Streß offensichtlich aus folgenden Gründen:

---

16 Sharon Promislow, *Startklar für volle Leistung*, S. 48

- *Mangel an Voraussehbarkeit,*
- *Mangel an Steuerbarkeit,*
- *Mangel an Ventilen für die Frustration.*

Wenn diese Elemente vorhanden sind, kann selbst in harmlosen Situationen Streß entstehen, wobei nicht selten die Mücke zum Elefanten wird." [17]

(Hervorhebung G. K.)

Es gab Experimente von Stressforschern, die zeigten, dass wir nicht einmal äußere Stressereignisse brauchen. Die bloße Wahrnehmung von Unvorhersehbarkeit, Mangel an Steuerbarkeit und Mangel an Frustrationsventilen kann schon Stressreaktionen auslösen.

Sehr anschaulich erscheint mir ein Experiment mit zwei Mäusen. Sie werden so aneinander gekoppelt, dass nur eine von beiden fressen, schlafen, herumwandern kann, wann sie will. Die andere wird passiv mitgezerrt. Schon nach kurzer Zeit kränkelt die mitgezerrte Maus und zeigt deutliche Alterserscheinungen, während die andere Maus robust und gesund bleibt. Die mitgeschleppte Maus kann auch fressen, herumwandern und schlafen. Aber allein der Verlust der Entscheidungsfreiheit, ein Zustand von Hilflosigkeit und Hoffnungslosigkeit, ruft die zerstörerischen Reaktionen in ihrem Körper hervor.[18]

Wie geht es Ihnen beim Stau auf der Autobahn oder bei der Zugverspätung? Wird Ihr Körper von Stresshormonen überflutet? Wie bauen Sie diese wieder ab? Fluchen, Essen, Trinken, Rauchen als Frustrationsventil?

Oder gehören Sie schon zu den Glücklichen, die diese oder ähnliche Situationen mit Gelassenheit erleben können? Die sich fragen, welche Bedeutung diese Situation in einer Woche, einem Monat oder einem Jahr noch hat? Die dieser Situation vielleicht sogar eine positive Seite abgewinnen können?

Wat den eenen sien Uhl, dat is den annern sien Nachtigall. (Des einen Eule ist des anderen Nachtigall.)

---

[17] D. Chopra, a.a.O., S. 208
[18] ebd., S. 207

Unsere Erinnerungen, unsere Erfahrungen bilden die Grundlage für unsere Bewertung einer Situation. Der eine Mensch macht beim Anblick eines großen schwarzen Hundes einen großen Bogen, ein anderer geht auf den Hund zu, spricht mit ihm und streichelt ihn. Jeder Mensch hat seine ganz persönlichen Erfahrungen, die sich von unseren eigenen deutlich unterscheiden. Wie oft sind wir ärgerlich oder verletzt, weil sich jemand nicht so verhält, wie wir es erwartet haben? In diesem Zusammenhang finde ich die folgenden Vorannahmen sehr hilfreich:

- Jeder lebt in seiner Welt (das heißt mit seinen Erfahrungen und Erinnerungen).
- Hinter jedem Verhalten gibt es eine positive Absicht (für denjenigen, der sich so verhält).
- Der Weg ist nicht immer der am besten geeignete.
- Ein anderer Weg stand dem Menschen gerade nicht zur Verfügung.

Ein Beispiel: Sie hatten an einer Arbeitsstelle vielleicht einen Menschen, der gegen Sie gearbeitet hat. Er hat Sie benutzt, um seinen eigenen Frust loszuwerden. Sie dienten ihm sozusagen als Frustrationsventil. Da Sie sich nicht länger wie eine mitgezerrte Maus fühlen wollten, sind Sie in eine andere Firma gegangen. Dort haben Sie Menschen gefunden, mit denen Sie heute noch liebevollen Kontakt pflegen.

Wie denken Sie an diesen Menschen, der Sie zu dem Arbeitsstellenwechsel gebracht hat? Voller Erbitterung oder Empörung wie damals? Oder vielleicht so: Danke, du hast mich mit deinem schlechten Verhalten auf einen guten Weg gebracht. Du wolltest mir schaden, weil du mit dir selbst unzufrieden warst, hast aber das Gegenteil bewirkt, hast mir Gutes getan.

Jeder Gedanke bewirkt die Ausschüttung von Hormonen. Wenn Sie intensiv an eine Zitrone denken, wird sich Speichel in Ihrem Mund zusammenziehen und Ihnen den Beweis dafür liefern, dass Ihr Gedanke komplizierte Prozesse in Ihnen ausgelöst hat. Denken Sie immer noch voller hilfloser Wut an den Ihnen unangenehmen Menschen, wird Ihr Gehirn für die Ausschüttung von Stresshormonen sorgen, mit all den genannten Folgen. Sie kennen sicher solche Äußerungen: „Ich darf gar nicht daran denken, da wird mir heute noch schlecht." Wenn Sie solche

Worte von sich selbst kennen, können Sie sich die entsprechende Situation noch einmal ins Gedächtnis zurückrufen und schon einmal notieren. Sie können dieses Ereignis später mit dem Halten der „Stirnbeinhöcker", der „Positiven Punkte", bearbeiten. Das ist eine Methode, die im weiteren Verlauf bei den *Brain-Gym*®-Übungen beschrieben wird und die Ihnen den Wechsel der Sichtweise erleichtern und dem Stress der Vergangenheit die Macht über die Gegenwart nehmen kann.

Ich denke, es ist Teil der Lebenserfahrung, der Lebensweisheit, dass den einstmals so anstrengenden Lebenssituationen im Nachhinein der Schrecken genommen wird. Nach Jahren weiß ich, dass ich überlebt habe, und ich weiß um die schönen Seiten, die mir das Leben noch geboten hat. Ich kann gelassen auf das Vergangene zurückblicken. Wenn ich daraus lerne, auch gegenwärtigen Situationen mit Gelassenheit zu begegnen, wird es mir immer besser gelingen, meine Lebensfreude zu bewahren.

Ein Meister in der Kunst, Situationen mit Gelassenheit zu bewerten, ist ein Bauer, dessen Geschichte ich schon in verschiedenen Büchern gelesen und öfter in Seminaren gehört habe:

Ein Bauer hatte einen Sohn und einen Hengst. Plötzlich war der Hengst verschwunden. „So ein Pech!", sagten die Nachbarn. „Pech oder nicht, wer weiß?", sagte der Bauer. Nach ein paar Wochen war der Hengst plötzlich wieder da. Er kam nicht allein, sondern mit einer Herde wilder Pferde. „So ein Glück!", sagten die Nachbarn. „Glück oder nicht, wer weiß?", sagte der Bauer. Sein Sohn begann bald, die wilden Pferde zu zähmen. Dabei kam es zu einem Unfall, der Sohn brach sich ein Bein. „So ein Pech!", sagten die Nachbarn. „Pech oder nicht, wer weiß?", sagte der Bauer. Dann gab es Krieg und alle jungen Männer wurden eingezogen, der Sohn des Bauern aber nicht, denn nach seinem Unfall war er zum Kämpfen nicht geeignet … (Frei nacherzählt nach: Dan Millmann, *Der Pfad des friedvollen Kriegers*, München: Knaur 1998.)

Was Hänschen nicht lernt, lernt Hans nimmermehr?

Unsere Überzeugungen bestimmen unser Leben. Auch die Überzeugungen, die das Altern betreffen. Was Hänschen nicht gelernt hat, kann Hans noch lernen! Hänschen lernt jedoch schneller als Hans. Wie Forschungen ergeben haben, wird Hänschen aber schon ab 17 allmählich zu Hans, nicht erst mit 70 …

> *„Ältere Menschen lernen zwar langsamer als junge, dafür haben sie jedoch bereits sehr viel gelernt und können dieses Wissen dazu einsetzen, neues Wissen zu integrieren. Je mehr man schon weiß, desto besser kann man neue Inhalte mit bereits vorhandenem Wissen verknüpfen … Wer schon viele Probleme gelöst hat, kann neu auftauchende Schwierigkeiten besser einordnen, er hat einen Erfahrungsschatz, der nicht umsonst so heißt.*
> *Es ist damit klar, dass die Frage, wer es mit dem Lernen leichter hat, die Jüngeren oder die Älteren, gar nicht allgemein zu beantworten ist.“* [19]

In meinen Seminaren frage ich zu Beginn nach der Motivation für die Teilnahme. Manchmal höre ich: „Ich habe den Eindruck, mein Gedächtnis lässt nach.“ Ich vermute, das hat etwas mit der Überzeugung zu tun, mit fortschreitendem Alter müsse das Gedächtnis ja nachlassen – eine sich selbst erfüllende Prophezeiung. Wenn ich Angst habe, etwas zu vergessen, bestimmt die Angst meine Gehirntätigkeit. Der Fluss ist gestört, die Erinnerung damit blockiert. Wenn ich gar nicht mehr daran denke, fällt mir das Gesuchte plötzlich wieder ein.

Wie oft vergisst ein Kind, ein Jugendlicher, ein junger Erwachsener etwas? Bei einem Zwanzigjährigen denkt keiner gleich an Alzheimer. Mit 40 Jahren stellt sich die Angst manchmal schon ein. Häufiger Gegenstand der Vergesslichkeit ist der verlegte Schlüssel. Ich habe gelesen, dass Menschen unter 30 deutlich häufiger nach dem Schlüssel suchen als die älteren. [20]

---

19 M. Spitzer in *Nervenheilkunde* Nr. 9/2003, S. 429 f.
20 Werner Küstenmacher, *Simplify your life*, S. 70

Mit 40 kann man beim Optiker beispielsweise hören: „40? Na, da werden die Arme doch allmählich auch zu kurz. Da können wir in die Brille doch gleich einen Teil für die Nähe mit einarbeiten." Und wir glauben es womöglich. Der Glaube kann Berge versetzen – in unterschiedliche Richtungen.

In Forschungen wurde inzwischen schon häufig bewiesen, dass lebenslanges Aktivbleiben dem Muskel- und Knochenschwund Einhalt gebieten kann. Es wird von einem Experiment berichtet, zu dem sich Altersforscher die gebrechlichsten Insassen eines Pflegeheimes auswählten, um mit ihnen mit Gewichten zu arbeiten.

> *„Innerhalb von acht Wochen waren verkümmerte Muskeln auf das Dreifache angewachsen, die Koordination der Bewegungen und das Gleichgewicht verbesserten sich. Überhaupt kehrte das Gefühl zurück, ein aktives Leben zu führen. Einige der Versuchspersonen, die nicht ohne Hilfe hatten gehen können, konnten jetzt nachts aufstehen und allein auf die Toilette gehen – ein Akt wiedergewonnener Würde, der nicht zu unterschätzen ist. Was diesen Erfolg jedoch zu einem wirklichen Wunder macht, ist, daß die jüngste Versuchsperson in der Gruppe 87 und die älteste 96 Jahre alt war … Alles, was geschah, war, daß sich eine Überzeugung veränderte, und als das geschah, veränderte sich das Altern."*[21]

Das alles kann Ihnen vielleicht behilflich sein, Ihre eigenen Überzeugungen in Bezug auf das Altern zu überprüfen und gegebenenfalls zu verändern. Wenn Sie möchten, können Sie nach Rücksprache mit Ihrem Arzt auch beginnen, Gewichte zu stemmen. Viele Wege führen nach Rom. Ich habe einen sanfteren, vergnüglicheren und sehr wirksamen Weg kennen gelernt, das *Brain-Gym*® von Dr. Paul Dennison und seiner Frau Gail Dennison. Mit *Brain-Gym*® können wir das Fließen in unserem Körper unterstützen und durch die Übungen aus dem Stress in die Balance kommen.

---

[21] D. Chopra, a.a.O., S. 82

Teil II:

Die Brain-Gym®-Übungen

Lernen ist wie Rudern gegen den Strom: Sobald man aufhört, treibt man zurück. Ich rudere weiter und freue mich, in Ihnen einen gleichgesinnten Menschen begrüßen zu können. Das ist auch das Wunderbare an den Seminaren. Es kommen Menschen zusammen, die schon, bevor sie sich kennen lernen konnten, etwas Gemeinsames verbindet. Sie wollen selbst etwas für ihr Wohlbefinden tun und sind offen für Neues. Von *Brain-Gym*® haben sie in den meisten Fällen noch nichts gehört, aber voller Vertrauen lassen sie sich auf den neuen Weg ein. Ich lade Sie ein, sich mit auf den Weg zu begeben.

Dazu ist es sinnvoll, sich zunächst Ihres derzeitigen Standortes bewusst zu werden und zu überlegen, in welche Richtung Sie ihn verlassen wollen, zu wissen, wohin Sie wollen, also Ihr Ziel zu bestimmen.

Lernen bedeutet immer Veränderung, das heißt Entwicklung vom Nichtwissen zum Wissen, vom Nichtkönnen zum Können. Freude macht das Lernen, wenn ich meine Lernschritte und meine Fortschritte wahrnehmen kann. Deshalb besteht der erste Schritt darin, erst einmal stehen zu bleiben, innezuhalten, in sich hineinzuspüren, sozusagen den Ist-Zustand wahrzunehmen.

Wo spüren Sie Verspannungen? Bewegen Sie Ihren Körper, beugen Sie sich hinunter, drehen Sie den Kopf zu einer Seite und zur anderen und spüren Sie, wo es spannt und wie beweglich Sie sind. Womit sind Sie unzufrieden? Was möchten Sie verändern? Was möchten Sie erreichen? Ich schlage Ihnen vor, diese Überlegungen schriftlich festzuhalten. Die Freude ist größer, wenn Sie sich der erreichten Veränderung wirklich bewusst werden. Und Freude motiviert zu weiteren Fortschritten. Finden Sie Ihr ureigenes Ziel. Trotzdem schlage ich Ihnen ein Ziel vor, das beispielhaft vielleicht auch für Sie passt: „Ich erfreue mich körperlicher und geistiger Beweglichkeit." Kann das auch Ihr Ziel sein?

Wenn Sie wissen, wohin Sie wollen, können Sie sich auf den Weg machen. Dazu können Sie mit der folgenden Übungsfolge absichern, dass Sie wirklich gute Startbedingungen haben. In der Arbeit mit Kindern wird diese Übungsfolge zuweilen die „Leichter-lernen-Leiter" genannt. Vielleicht haben Sie Lust, die Leiter auch gleich einmal zu erklimmen.

Die Vorbereitung

1. Wasser trinken

Trinken Sie ein paar Schluck Wasser. Wasser erhöht die elektrische Leitfähigkeit und verbessert damit die Tätigkeit unseres Nervensystems, das auf der Übermittlung von elektrischen Signalen basiert.

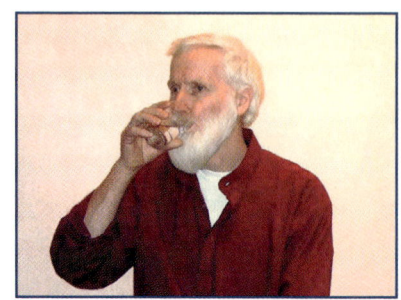

2. Gehirnpunkte massieren

Halten Sie bei dieser Übung mit einer Hand den Bauchnabel. Reiben Sie mit den Fingern der anderen Hand die beiden weichen Stellen rechts und links neben dem Brustbein, gleich unterhalb der Schlüsselbeine.

Diese Punkte sind die Endpunkte des Nierenmeridians. Durch das Massieren regen Sie die Blutzufuhr zum Gehirn an.

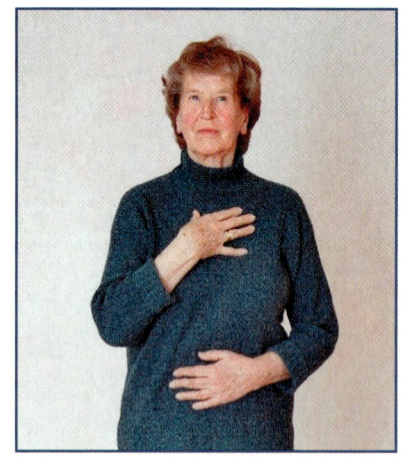

3. Überkreuzbewegungen machen

„Marschieren" oder tanzen Sie auf der Stelle, berühren Sie dabei abwechselnd mit jeder Hand das gegenüberliegende Knie. Die Übung kann auch sitzend ausgeführt werden.

Die beiden Gehirnhälften werden zur Zusammenarbeit stimuliert, denn die linke Gehirnhälfte steuert die rechte Körperseite und umgekehrt. Durch die Überkreuzbewegungen sind beide gleichzeitig aktiv.

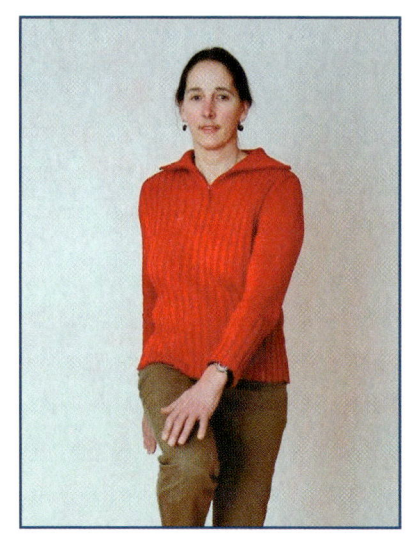

4. Hook-ups-Stellung

Teil 1: Legen Sie Ihren linken Fußknöchel über den rechten. Strecken Sie die Arme nach vorne und legen Sie das linke Handgelenk über das rechte. Verschränken Sie die Finger und drehen Sie die Hände nach innen und nach oben, bis vor die Brust. Schließen Sie nun die Augen und drücken Sie die Zunge beim Einatmen an den Gaumen. Beim Ausatmen entspannen Sie die Zunge wieder. Sie können die Übung auch mit der anderen Seite machen, wenn Ihnen das angenehmer ist.

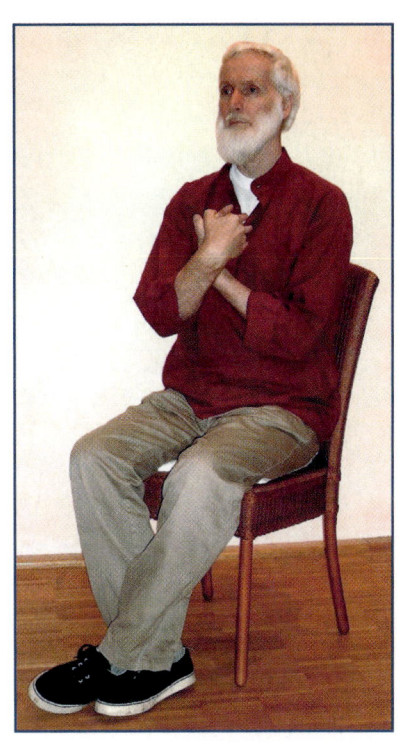

Teil 2: Stellen Sie nun Ihre Füße wieder nebeneinander. Führen Sie die Fingerspitzen beider Hände zusammen und atmen Sie eine Minute lang tief durch.

Diese Übung reguliert den Energiefluss in allen Meridianen und sorgt damit für positive Grundstimmung. (Da die Meridiane alle an den Händen oder den Füßen anfangen oder enden, sind bei dieser Haltung alle Meridiane beteiligt.)

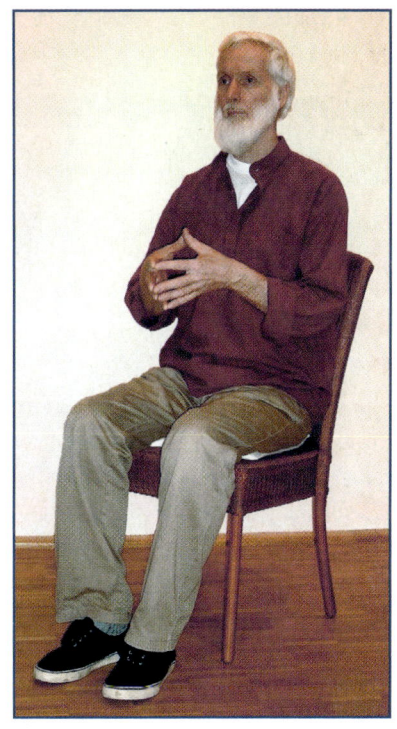

Bei Vorträgen oder Seminaren bitte ich meine Teilnehmer an dieser Stelle schon einmal, erneut in sich hineinzuspüren, sich erneut hinunterzubeugen und wahrzunehmen, ob es schon Veränderungen gibt. Meist geht ein Raunen durch die Reihen, das mir signalisiert, dass einige Teilnehmer schon die ersten positiven Erfahrungen mit der Wirksamkeit dieser Übungen gemacht haben. Wenn Sie sich nun erneut hinunterbeugen und in sich hineinspüren, können Sie diese Erfahrung vielleicht auch schon machen. Vielleicht können Sie sich weiter hinunterbeugen oder mit mehr Leichtigkeit und mit weniger Verspannungen. Ich wünsche es Ihnen. Aber auch hier gilt: Gut Ding will Weile haben. Oder: Rom wurde auch nicht an einem Tag erbaut.

Damit haben Sie schon vier grundlegende Übungen aus dem sechsundzwanzig Übungen umfassenden Basisprogramm kennen gelernt. Basisprogramm nenne ich es, weil im Laufe der mittlerweile über zwanzigjährigen Anwendung weitere, noch tiefer gehende Methoden und Übungen dazugekommen sind. Das Gesamtprogramm bietet unter der Bezeichnung *Edukinestetik* vielfältige Wege, das eigene Wohlbefinden zu steigern. Ursprünglich ist das Programm in der Arbeit mit Kindern entstanden. Es sollte ihnen das Lernen erleichtern, ihnen Methoden an die Hand geben, mit denen sie das in ihnen schlummernde Potenzial wecken können. Die einzelnen Übungen haben deshalb auch kindgerechte Namen bekommen. Dessen ungeachtet sind die Übungen für jedes Lebensalter geeignet, den Zugang zu dem eigenen Potenzial aufrechtzuerhalten oder wieder freizulegen.

Die drei Dimensionen

Das *Brain-Gym*®-Übungsprogramm ist unterteilt in „Mittellinienbewegungen", „Längungsbewegungen" und Übungen zum Fördern positiver Einstellungen. Das menschliche Gehirn ist dreidimensional; es besteht aus Teilen, die wechselseitig miteinander in Beziehung stehen und so erst ein Ganzes bilden. Man kann es unter diesem Aspekt in eine linke und eine rechte Gehirnhälfte, in Hinter- und Vorderhirn und in Vorderhirn und Mittelhirn unterteilen.

Paul Dennison spricht von den drei Dimensionen Lateralität (Seitigkeit), Fokussieren und Zentrieren:

> *„Die Brain-Gym®-Übungen sind entwickelt worden, um Lernende in bestimmten Lernsituationen zu stimulieren (Lateralitätsaspekt), zu entlasten (Fokusaspekt) und zu entspannen (Zentrierungsaspekt)."* [22]

Damit die Rechte weiß, was die Linke tut (Zusammenarbeit links – rechts)

Unser Körper hat eine linke und eine rechte Seite. Wir brauchen sie beide. Auch unsere rechte und unsere linke Gehirnhälfte leisten dann am meisten für uns, wenn sie beide zusammenarbeiten. Das ist der Lateralitätsaspekt (der Aspekt der „Seitigkeit"): Die „Mittellinienbewegungen" helfen uns, die Zusammenarbeit beider Seiten zu unterstützen.

Zur Veranschaulichung nenne ich noch einige Redewendungen, die von unserer Gehirntätigkeit künden: den Wald vor Bäumen nicht sehen, den Überblick verlieren, nichts auf die Reihe kriegen, phantasielos werden, chaotisch reagieren.

Je mehr ein Mensch sowohl die rechte als auch die linke Gehirnhälfte zur Verfügung hat, desto mehr wird sich seine Lebensqualität verändern:

---

[22] P. u. G. Dennison, *Brain-Gym®-Lehrerhandbuch*, S. 10

„Sein Handeln wird mehr gekennzeichnet sein von der Fähigkeit zu strukturieren, den roten Faden zu behalten und gleichzeitig die Weite und Farbigkeit aller anderen Wahrnehmungen zuzulassen und mit seinem Handlungsziel zu verbinden; er kann das Ganze im Detail und das Detail im Ganzen sehen; er braucht Phantasie, Witz und Lebendigkeit nicht auf die Urlaubszeit zu verschieben. Er wird sich weniger oft als Opfer von Umständen erleben und häufiger als bewußt und kreativ Handelnder." [23]

Wissen, wo hinten und vorne ist (Zusammenarbeit hinten – vorne)

„Fokussieren meint die Fähigkeit, die ‚Beteiligungsmittellinie' zu kreuzen, die Hinter- und Vorderhirn trennt. Die Beteiligungsmittellinie ist eine gedachte senkrechte, die Mitte des Körpers – von der Seite betrachtet – markierende Linie; je nach der inneren Beteiligung an einem Ereignis steht man innerlich sozusagen vor oder hinter dieser Linie." [24]

Wie viel Raum spüren Sie für sich nach vorn und nach hinten? (Unabhängig von Wänden, die Sie umgeben) Wie viel Aktionsraum haben Sie nach vorn? Wie weit können Sie zurück? Stehen Sie innerlich mit dem Rücken an der Wand oder haben Sie vorn wenig Spielraum?

„Mancher Körper scheint ständig ‚auf dem Sprung' zu sein, leicht nach vorn geneigt, besonders in der Kopf- und Schulterpartie. Ein Teil des Menschen ist immer schon bei der übernächsten Aufgabe, während der Rest mit erheblicher Mehrspannung versucht, die Gegenwart zu bewältigen. Es ist die Haltung dessen, der beim Lesen mit den Buchstaben kämpft, sie mit Augen und Finger förmlich aufspießend, während er sich gleichzeitig bewußt ist, dass er den gestellten Aufgaben nicht ‚nachkommt'.

Sein Gegenpol ‚löst' das Problem anders: Er läßt sich zurücksinken und gibt den ‚Kampf' schon verloren, noch bevor er ihn begonnen

---

[23] Elfriede Kirchhoff in: C. Meyenburg, *Die Sache mit dem X*, S. 182
[24] P. u. G. Dennison, a.a.O., S. 10

hat. Sein Handlungsspielraum nach vorn ist gering – wozu sich bemühen? Seine Chancen verpaßt er – oft während er noch verpaßten Chancen der Vergangenheit nachtrauert.

Was beide teilen: Sie sind nie richtig in der Gegenwart und verschenken gerade deshalb Vergangenheit und Zukunft gleich mit." [25]

Die Zusammenarbeit von vorn und hinten ist notwendig, um die Erfahrungen der Vergangenheit für die Gegenwart zu nutzen und sich gleichzeitig auf das Gestalten der Zukunft auszurichten.

Ihnen sind sicher auch schon die unterschiedlichen Körperhaltungen aufgefallen: Ein Mensch, der sich mit Anstrengung bemüht, jedes Wort eines Sprechers zu erfassen, sitzt häufig vornüber gebeugt. Er zeigt mit seiner Körperhaltung, dass er „überfokussiert" ist. Vor lauter Aufregung verspannt, entgeht ihm wahrscheinlich Wichtiges.

Ein anderer Mensch ist scheinbar lässig zurückgelehnt. Es kann den Anschein haben, als wisse er schon alles oder als zweifele er sowieso alles an. Er ist „unterfokussiert" und wird die Informationen nicht optimal aufnehmen. Er wird nicht viel verstehen.

Locker gerade sitzend ist der Zuhörer voller Konzentration. Hinterhirn und Vorderhirn arbeiten im Einklang zusammen, frei von irgendwelchen Angstprogrammen.

Die Zusammenarbeit von Hinterhirn und Vorderhirn kann wirkungsvoll durch die „Längungsbewegungen" aus dem *Brain-Gym*® unterstützt werden. Dann weiß der Mensch, „wo hinten und vorne ist."

Wissen, wo mir der Kopf steht (Zusammenarbeit oben – unten)

Wichtig ist auch zu wissen, „wo oben und unten ist", zentriert zu sein. Um Vorstellungen und Ideen des Großhirns mit dem Hirnstamm in Verbindung zu bringen, müssen sie mit der Motivation im Einklang sein, die im Mittelhirn, im limbischen System, angesiedelt ist.

---

[25] E. Kirchhoff, a.a.O., S. 184

„Zentrieren meint die Fähigkeit, die Trennungslinie zwischen der unteren und der oberen Körperhälfte zu kreuzen, entsprechend auch diejenige zwischen den unteren und den oberen Gehirnfunktionen; also zwischen dem limbischen System (zuständig für emotionale Botschaften) und dem Großhirn (Sitz des abstrakten Denkens).“[26]

Wenn ich sicheren Boden unter den Füßen habe, kann ich mich angstfrei aufrichten. Ein Baum mit starken Wurzeln kann seine Äste kühn in den Himmel strecken. Ein erdverbundener Mensch hat gutes Stehvermögen. Er steht mit beiden Beinen im Leben. Er wird nicht so leicht den Boden unter den Füßen verlieren. Er wird sich nicht Hals über Kopf in eine Sache stürzen. Er weiß, wo ihm der Kopf steht, und wird nicht abgehoben sein. Er ist zentriert. Energieübungen und Übungen zur positiven Einstellung helfen zentriert zu sein.

Die drei Dimensionen in Balance

Wenn die Linke weiß, was die Rechte tut, wenn wir wissen, wo hinten und vorne ist, und auch wissen, wo uns der Kopf steht, dann haben wir Zugang zu unseren unterschiedlichen Gehirnbereichen. Wir sind ausgeglichen, erdverbunden und leben im Hier und Jetzt.

Das ist eine gute Grundlage, körperlich und geistig rege bis ins hohe Alter zu sein. Die *Brain-Gym*®-Übungen für die drei Dimensionen links / rechts, vorne / hinten und oben / unten helfen durch die Bewegungen, die entsprechenden Vernetzungen im Gehirn zu schaffen.

---

[26] P. u. G. Dennison, a.a.O., S. 11

Die Übungsanleitungen

Sie sind herzlich eingeladen, sich hier mit allen Sinnen mit den Übungen vertraut zu machen, die Buchstaben zu sehen, daraus Wörter und entsprechende Bilder zu machen, ihre eigene Stimme zu hören, ob Sie laut oder leise lesen, sich die Übungen vorzustellen, sie auszuführen und dabei in sich hineinzuspüren. Vielleicht riechen oder schmecken Sie auch etwas? (Beim Wassertrinken bestimmt!)

Die Beschreibungen der Übungen sind dem Faltblatt „Alle 26 *Brain-Gym®*-Übungen auf einen Blick" entnommen und die Beschreibungen der Wirkungen dem Buch *Brain-Gym® fürs Büro*, beide im Verlag VAK erschienen.

Um Ihre Motivation zu erhöhen, ergänze ich mit eigenen Erfahrungen, mit Erfahrungen von Kursteilnehmern oder Erfahrungen anderer Menschen, von denen ich gelesen habe. Sie wissen, Motivation ist im Mittelhirn angesiedelt und basiert auf unseren Gefühlen, hervorgerufen durch unsere Erinnerungen an Erfahrungen. Nicht alle Erfahrungen muss ich selbst machen, um daraus zu lernen. Schlechte Erfahrungen anderer Menschen können mich dazu bringen, ein Verhalten zu vermeiden; gute Erfahrungen können mich dazu bewegen, es ihnen gleich zu tun. Ich möchte Sie an den guten, zum Teil verblüffenden Erfahrungen anderer Menschen teilhaben lassen. Ich freue mich über diese Erfahrungen. Und geteilte Freude ist doppelte Freude.

Alle Übungen tragen dazu bei, das Fließen im Körper zu unterstützen oder etwas neu in Fluss zu bringen, wenn es einen „Stau" gab. Wir können uns von alten, uns behindernden Programmen verabschieden, indem wir sie erkennen und durch neue, uns fördernde ersetzen. Dabei ergänzen die Übungen sich in ihrer Wirkung, so dass ein Ergebnis schwer einer bestimmten Übung zuzuschreiben ist. Bei einigen Übungen ist aber sofort eine Veränderung zu spüren. Wo mir das bekannt ist, werde ich Sie einladen, eine „Voraktivität" und eine „Nachaktivität" zu machen, damit Sie die Veränderung unmittelbar wahrnehmen können.

Wichtig: Bitte machen Sie die Übungen nur, soweit Sie sie ohne Schmerzen und Probleme ausführen können. Auch wenn Sie einige Übungen weglassen – das Brain-Gym®-Programm als solches bleibt trotzdem hilfreich.

Mittellinienbewegungen zum Fördern der Seitigkeit:

Überkreuzbewegung

Die Überkreuzbewegung ist Ihnen schon aus der Vorbereitung bekannt. Sie heben den linken Arm gleichzeitig mit dem rechten Bein und den rechten Arm mit dem linken Bein. Es kommt darauf an, mit diesen Bewegungen immer wieder die Mittellinie des Körpers zu überqueren. Diese Bewegungen können auch im Sitzen und im Liegen und in unterschiedlichen Variationen durchgeführt werden.

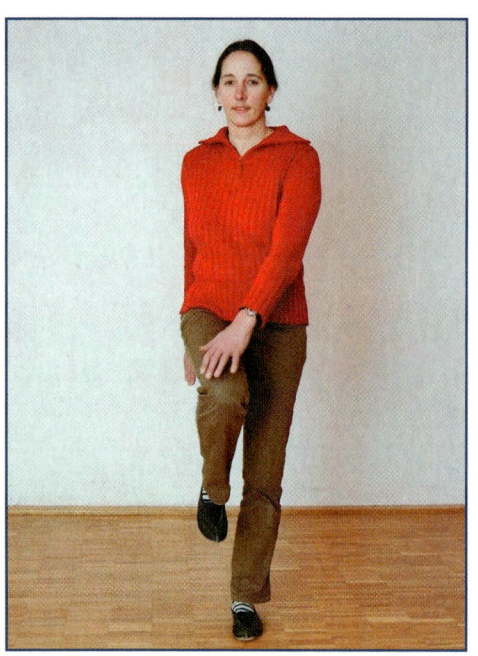 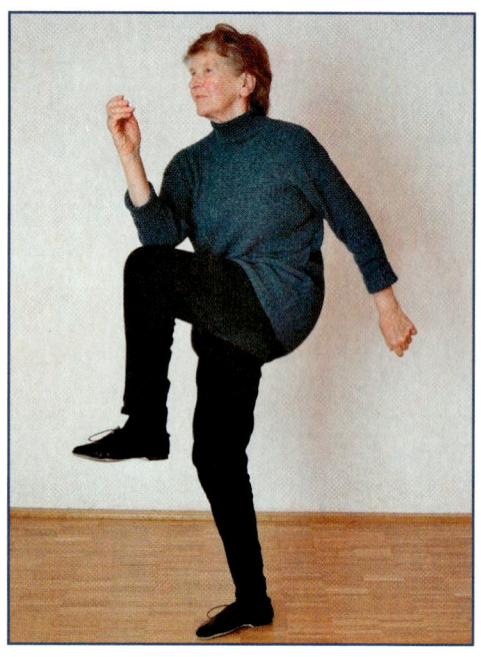

Abbildung 37 a – c:
Variationen der Überkreuzbewegung

Was die Überkreuzbewegung bewirkt:

Die Überkreuzbewegung aktiviert die beiden Gehirnhälften gleichzeitig. Sie bringt das Gehirn dazu, visuelle, auditive und kinästhetische Fähigkeiten aufeinander abzustimmen. So werden Fähigkeiten wie Zuhören, Lesen, Schreiben und Erinnern verbessert.

Erfahrungen:

Es ist immer wieder erstaunlich, wie sich das laute Lesen nach ein paar Überkreuzbewegungen verändert, ob bei Kindern oder Erwachsenen. Manchmal fällt die Überkreuzbewegung einem Menschen schwer. Dann kann es hilfreich sein, ihn dabei zu unterstützen. Im Liegen werden die Hände im Wechsel zu dem gegenüberliegenden Knie geführt. Ich denke an einen jungen Mann, der mit seiner Mutter einen meiner Kurse besuchte. Am ersten Abend war die Bewegung für ihn zu schwer, so dass ich ihm behilflich war. Am zweiten Tag legte er sich gleich auf den Teppich und machte die Bewegungen mit den Beinen, die Arme hielt er aber starr überkreuzt. Ich half ihm dann die Arme zu führen, während er die Knie im Wechsel anhob. Am Tag darauf stand er strahlend in unserem Kreis und machte die Überkreuzbewegungen mit uns allen. Während er vorher zusammengesunken auf seinem Platz gesessen hatte, hatte er danach eine aufrechte Körperhaltung und sprach mit klarer, deutlicher Stimme.

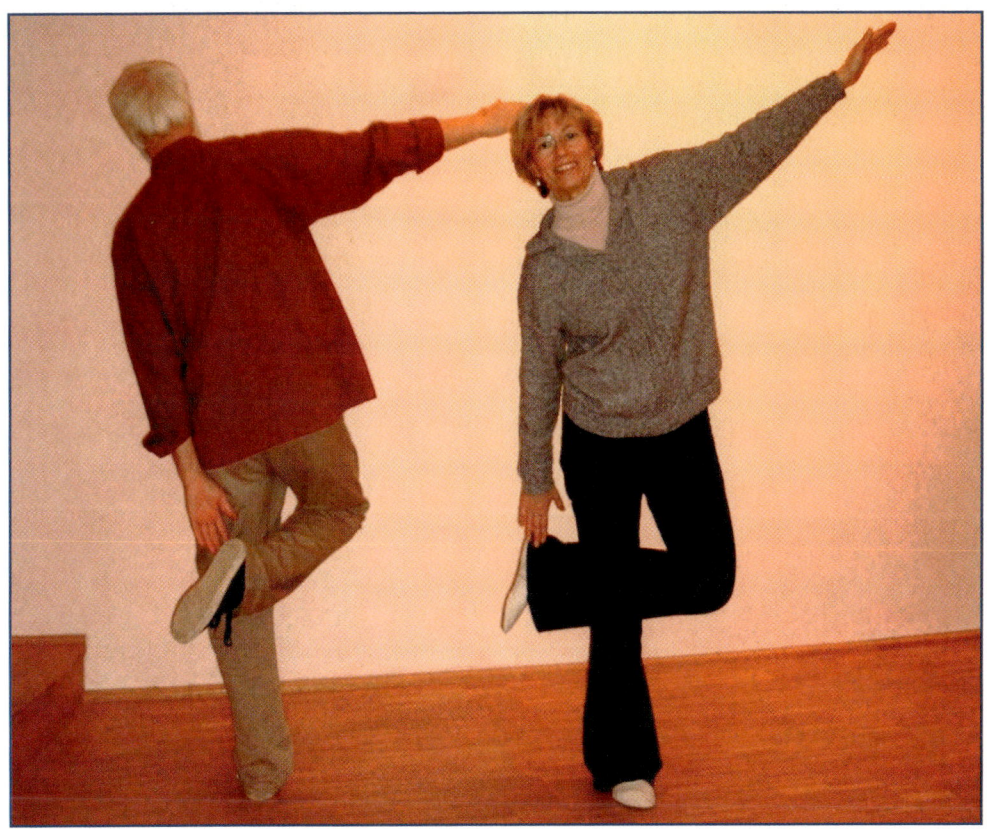

Liegende Acht

Beginnen Sie mit der linken Hand und fahren vom Mittelpunkt der Acht aus nach links oben. Folgen Sie mit Ihren Augen der Bewegung Ihrer Hand. Zeichnen Sie die Acht mit jeder Hand dreimal, dann dreimal mit beiden Händen zusammen.

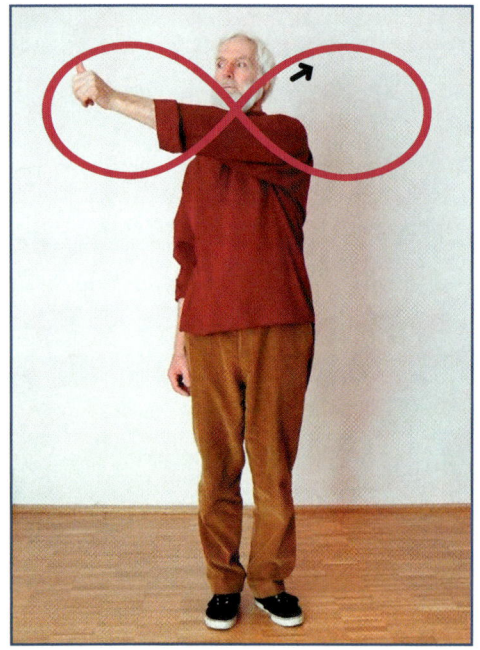

Abbildung 38 a:
Die Liegende Acht mit der linken Hand

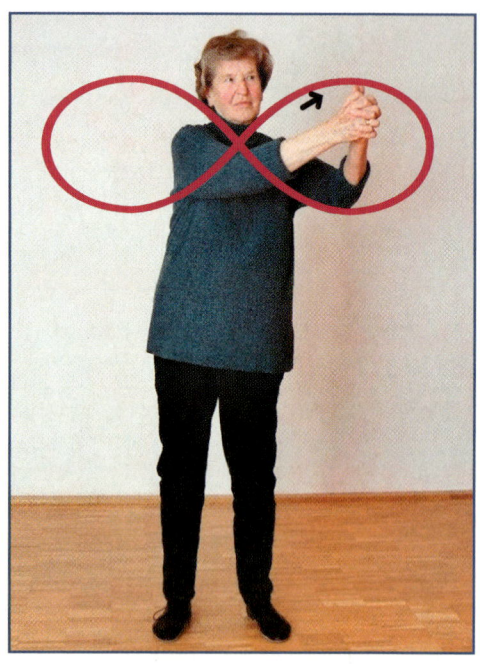

Abbildung 38 b:
Die Liegende Acht mit beiden Händen

Was die Liegende Acht bewirkt:

Die Liegende Acht integriert das linke und das rechte visuelle Feld (Gesichtsfeld) und stärkt damit die Integration der linken und der rechten Gehirnhemisphäre (Gehirnhälfte), Gleichgewicht und Koordinierung werden verbessert. Viele Menschen berichten von verbessertem binokularem (beidäugigem) Sehen und erweitertem peripherem Sehfeld, nachdem sie die Liegende Acht gemacht haben. Die Fertigkeiten des Lesens, Schreibens und Begreifens werden gestärkt, da die rein physischen Abläufe dieser Aufgaben leichter fallen und somit die Aufmerksamkeit frei wird für zielgerichtete mentale Aktivität.

Elefant

Beugen Sie leicht die Knie. Strecken Sie den linken Arm nach vorne aus und legen Sie Ihren Kopf so auf die Schulter, als wenn er an sie angeklebt wäre. Zeichnen Sie nun eine Liegende Acht in die Luft und bewegen den ganzen Oberkörper zusammen mit dem Arm. Schauen Sie dabei über die Hand hinaus in die Ferne. (Vielleicht sehen Sie zwei Hände – das ist in Ordnung.) Wiederholen Sie die Übung mit dem rechten Arm.

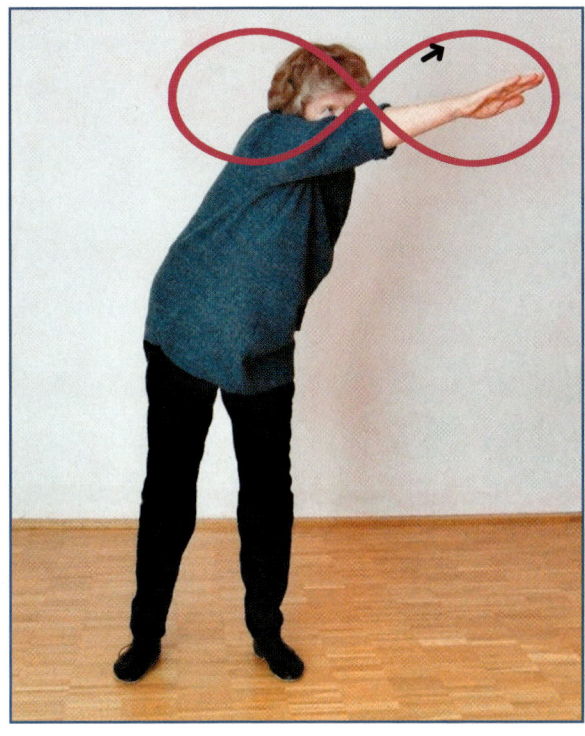

Abbildung 39:
Der Elefant mit der rechten Hand

Was der Elefant bewirkt:

Muskelverspannungen im Nacken, die die Wahrnehmung von Lauten, Klängen oder Geräuschen behindern können, werden durch den Elefanten gelöst, und damit stellt sich die natürliche Beweglichkeit des Nackens wieder ein. Der Elefant integriert die linke und die rechte Gehirnhälfte für erweitertes Hörverständnis, Kurz- und Langzeitgedächtnis und abstraktes Denken.

Energetisierer

Setzen Sie sich bequem auf einen Stuhl und legen die Stirn zwischen die Unterarme auf den Tisch. Heben Sie beim Einatmen langsam Ihren Kopf, dann Ihren Nacken und zuletzt den oberen Rücken. Stellen Sie sich dabei vor, wie ein Wasserstrahl an Ihrer Körpermitte nach oben fließt und mit Leichtigkeit Ihren Kopf, den Nacken und den oberen Rücken anhebt. Mit dem Ausatmen versiegt der Wasserstrahl und Sie sinken langsam wieder auf den Tisch zurück.

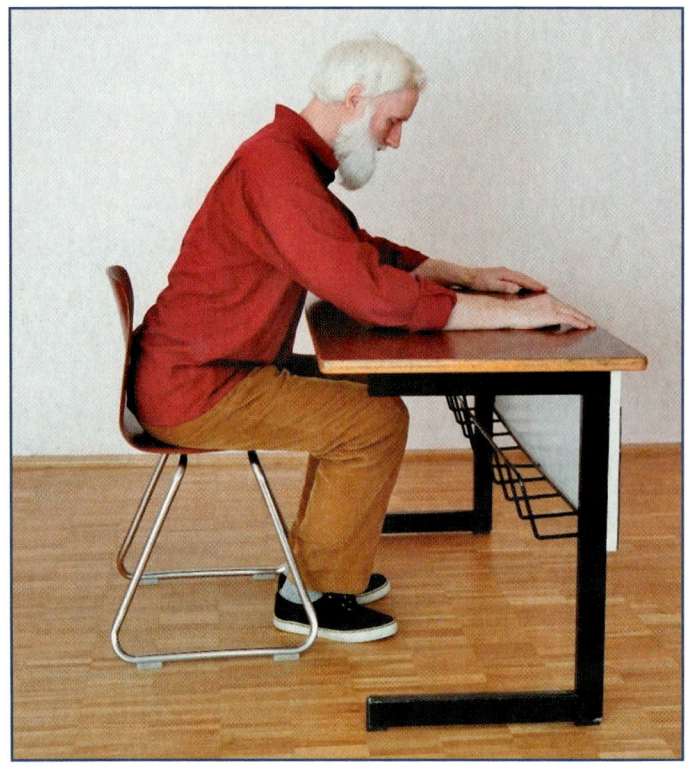

Abbildung 40:
Der Energetisierer

Was der Energetisierer bewirkt:

Diese Bewegung stärkt die Spannkraft der Rückenmuskeln und hält die Wirbelsäule elastisch, beweglich und locker. Sie verbessert Haltung, Konzentration und Aufmerksamkeit und ist insbesondere hilfreich bei Arbeiten am Schreibtisch oder am Computer.

Alphabet-Acht

In den Kursen „Körperlich und geistig rege …" geht es nicht darum, die einzelnen Buchstaben richtig zu schreiben, p und q, b und d nicht zu verwechseln, schon aber um den Schreibfluss, der zuweilen noch immer blockiert ist oder durch das vermeintlich unvermeidliche Steiferwerden im Alter gelitten hat. Die Alphabet-Acht, die wir auch Liegende Acht für das Schreiben nennen, bereitet in den Kursen viel Vergnügen, fördert den Schreibfluss und hat außerdem alle Wirkungen der Liegenden Acht, die in der Luft gemacht wird. Wir malen auf ein großes Stück Papier oder auf eine alte Tapetenrolle große liegende Achten, indem wir in beiden Händen einen Stift haben. Musik inspiriert uns zu flotten Schwüngen. Nach etlichen Liegenden Achten gehen wir zu Schmetterlingen über, danach zu Kleeblättern. Und manchmal entstehen dabei ganz nebenbei mit Leichtigkeit kleine Kunstwerke.

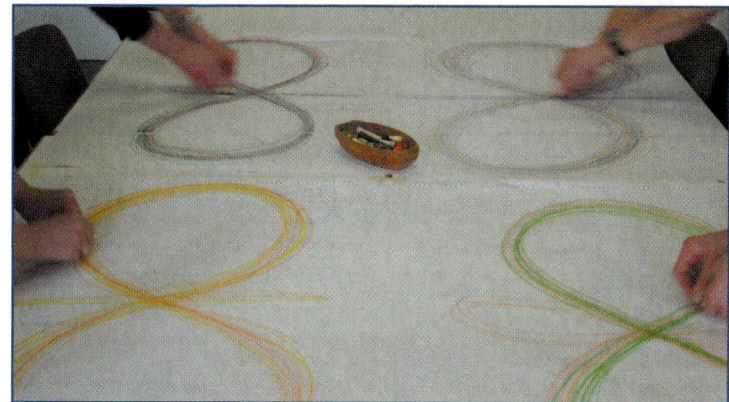

Abbildung 41 a:
Kursteilnehmer bei
der Alphabet-Acht

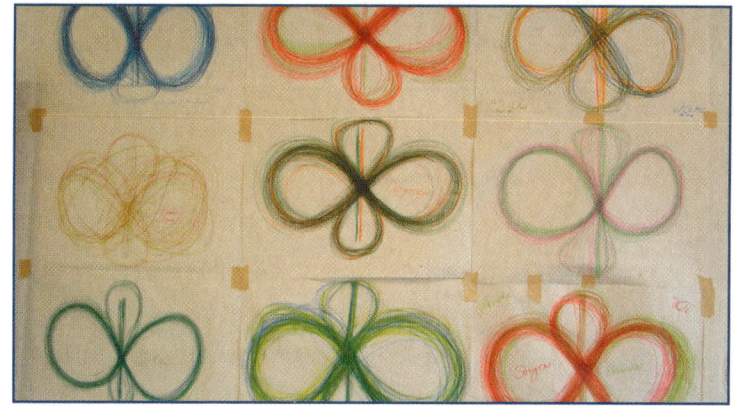

Abbildung 41 b:
Ergebnisse dieser
Übung

Beckenschaukel

Setzen Sie sich auf eine weiche Unterlage auf den Boden. Dann stützen Sie sich nach hinten mit den Händen ab und massieren durch kreisförmige Schaukelbewegungen Gesäß und Steißbein, bis die Anspannung nachlässt.

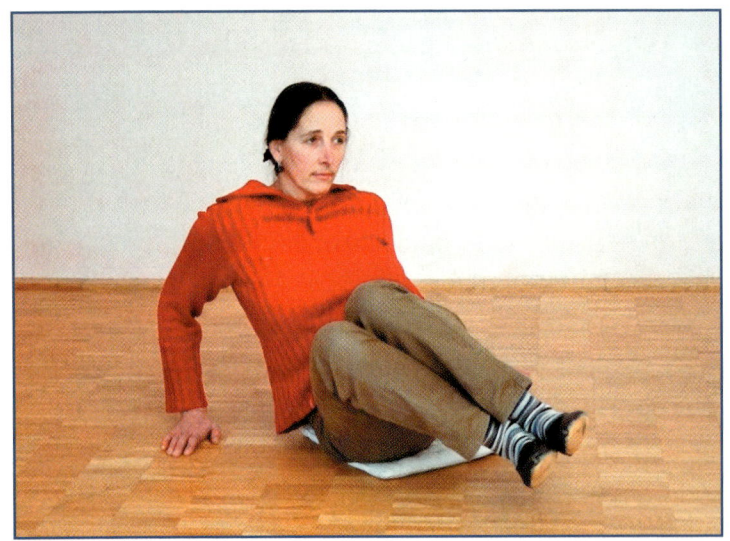

Abbildung 42 a:
Die Beckenschaukel

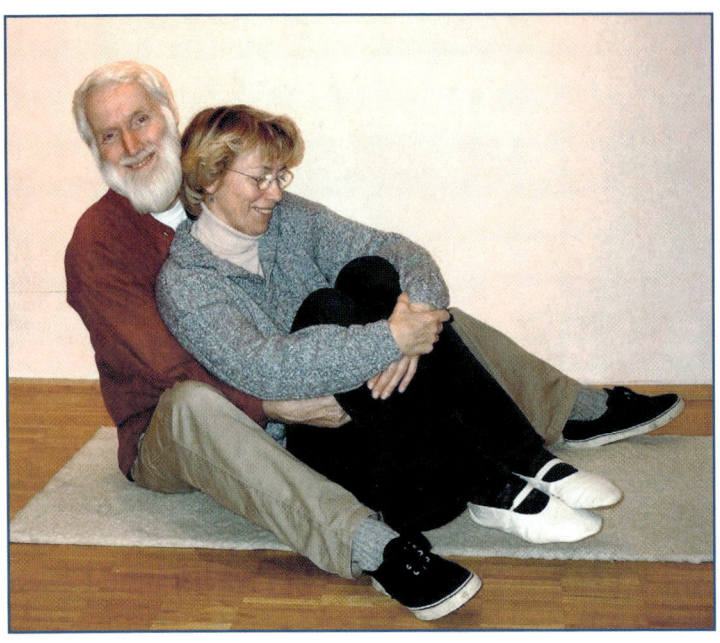

Abbildung 42 b:
Die Beckenschaukel als Partnerübung

Was die Beckenschaukel bewirkt:

Bei dieser Bewegung hilft die Massage der Unterschenkelflexoren und der Hüfte, Verspannungen in den Muskeln der Körperrückseite zu lockern, die Sie daran hindern, sich mit Leichtigkeit vorwärts zu bewegen. Die Beckenschaukel verbessert die Fähigkeit, sich auf ein Ziel auszurichten und zu konzentrieren, und sie unterstützt besseres Verständnis. Man kann angenehmer und zentrierter sitzen, wenn die Hüfte und der untere Rückenbereich entspannt sind.

Wie Abbildung 42 b zeigt, kann die Beckenschaukel auch mit Hilfestellung gemacht werden, wenn es jemand allein schwer fällt oder weil es gemeinsam einfach angenehm ist.

Nackenrollen

Lassen Sie den Kopf ein wenig nach vorne hängen und rollen ihn langsam von einer Schulter zur anderen. Entspannen Sie sich dabei und atmen tief aus. Sie können das Nackenrollen mit geschlossenen und mit offenen Augen machen. Wenn Sie dabei irgendwo schmerzhafte Stellen spüren, dann machen Sie dort ein paar kürzere Nackenrollen.

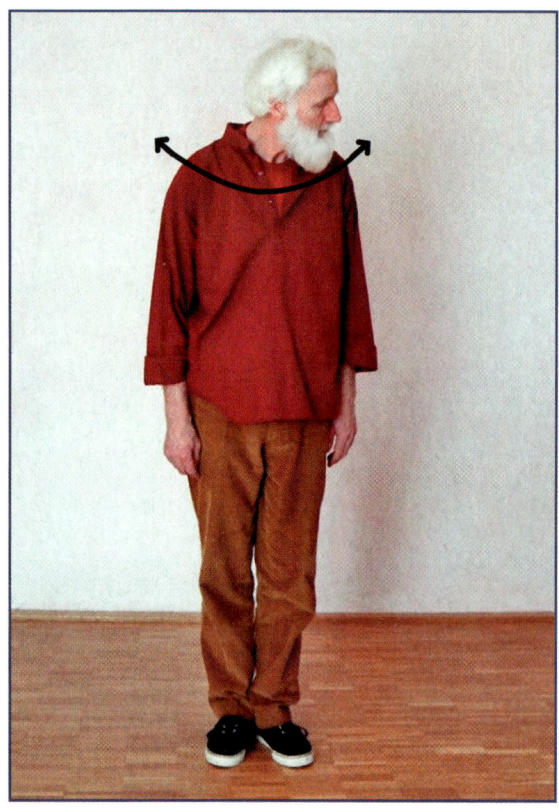

Abbildung 43:
Das Nackenrollen
im Stehen

Was das Nackenrollen bewirkt:

Verspannungen im Nacken werden häufig verursacht durch Anspannung in den Muskeln der Kehle beim sprachlichen Ausdruck und beim Denken. Das Nackenrollen lockert diese angespannten Muskeln und steigert damit die Fähigkeit, mentale Aktivitäten stressfrei durchzuführen. Durch das Nackenrollen nehmen die Atmung und die Entspannung der Stimmbänder zu, damit wird die Stimme klangvoller. Da außerdem die Fähigkeit zunimmt, mit den Augen das visuelle Mittelfeld von links nach rechts zu überqueren, wird auch die Lesefähigkeit verbessert.

Simultanzeichnen

Sie können mit dem beidhändigen Zeichnen auf großen Blättern an der Wand oder am Tisch beginnen und später zu kleineren Blättern übergehen. Stellen oder setzen Sie sich mitten vor die Malfläche und zeichnen links und rechts gleichzeitig (spiegelbildlich) die gleichen Figuren. Richten Sie Ihre Augen so aus, dass Sie gleichzeitig sehen können, was Sie links und was Sie rechts zeichnen.

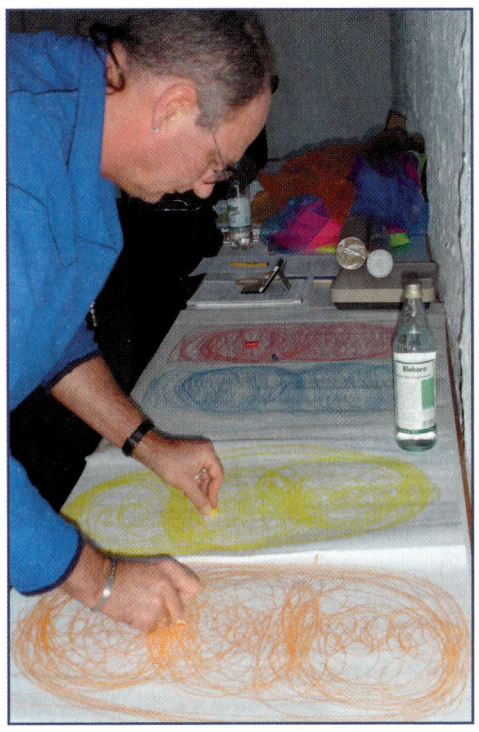 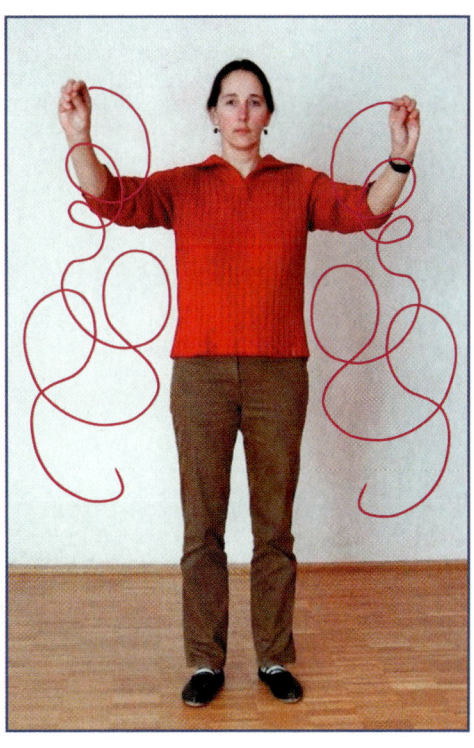

Abbildung 44 a:
Das Simultanzeichnen auf Papier

Abbildung 44 b:
Das Simultanzeichnen in der Luft

Was das Simultanzeichnen bewirkt:

Simultanzeichnen ist eine bilaterale, beidhändige Aktivität, die den Richtungs- und Raumorientierungssinn in Beziehung zur Körpermittellinie fördert und festigt. Es übt die Augenkoordination und unterstützt die Entwicklung der Augen-Hand-Koordination für bessere Schreibfähigkeit.

Bauchatmen

Legen Sie die Hände auf den Bauch. Atmen Sie durch die Nase ein und atmen vollständig aus, in kurzen, sanften Stößen, als ob Sie eine Feder in der Luft halten wollten. Atmen Sie dann langsam und tief ein – Ihr Bauch füllt sich allmählich mit Luft, wie ein Ballon. Atmen Sie dann durch die Nase wieder aus. Beim Einatmen wölbt sich Ihr Bauch nach außen und beim Ausatmen senkt er sich wieder.

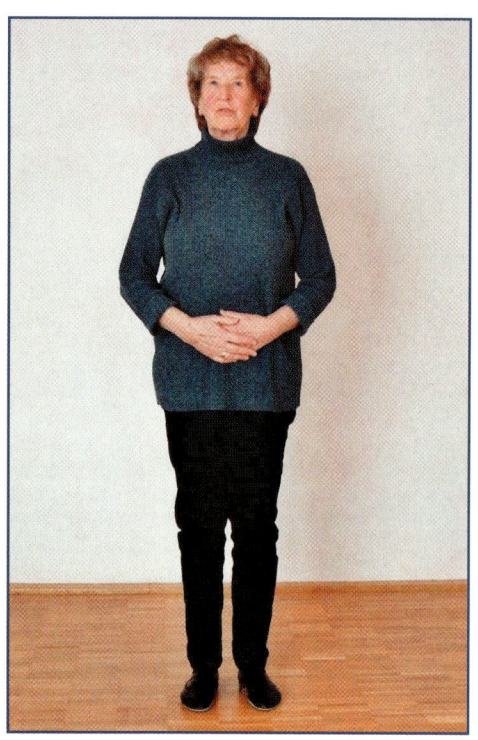 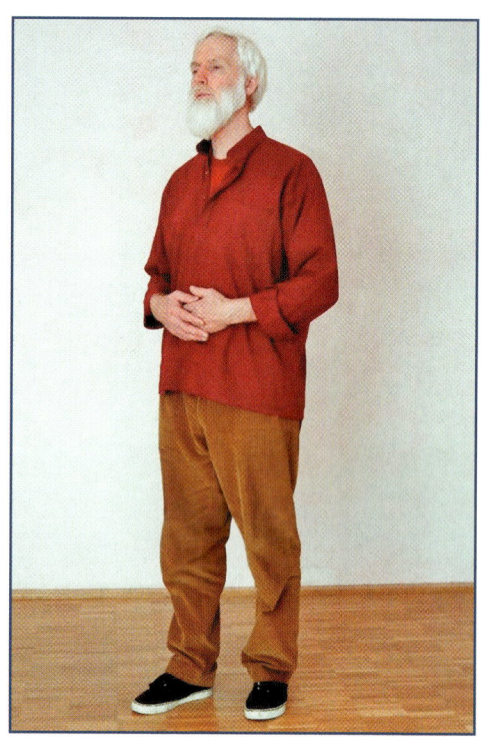

Abbildung 45 a + b:
Das Bauchatmen

Was das Bauchatmen bewirkt:

Bauchatmen steigert die Sauerstoffzufuhr im ganzen Körper, besonders – über die Blutbahn – im Gehirn. Es entspannt das Zentralnervensystem und erhöht Ihr Energieniveau. Es hat sich herausgestellt, dass Zwerchfellatmung sowohl die Lese- als auch die Sprechfertigkeiten verbessert.

Überkreuzbewegung mit Aufsitzen

Legen Sie sich flach auf den Rücken und verschränken Sie die Hände hinter dem Kopf. Berühren Sie mit einem Ellbogen das gegenüberliegende Knie und machen anschließend das Gleiche auf der anderen Seite. Lassen Sie Ihren Nacken dabei entspannt und atmen tief durch.

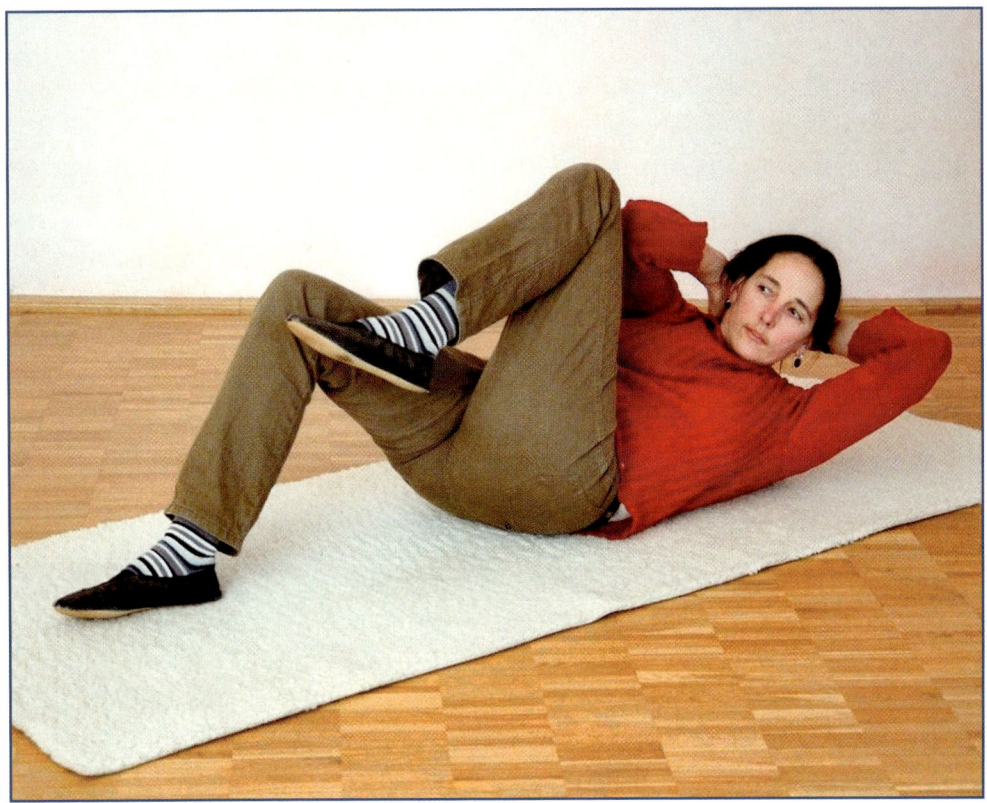

Abbildung 46:
Die Überkreuzbewegung mit Aufsitzen

Was die Überkreuzbewegung mit Aufsitzen bewirkt:

Die Überkreuzbewegung mit Rumpfbeuge ist eine sanfte und risikolose Art, die Bauchmuskulatur zu stärken, den unteren Rücken zu entspannen und die Zusammenarbeit von linker und rechter Gehirnhälfte zu aktivieren.

An ein X denken

Wenn Sie an ein X denken, verbindet das beide Seiten ihres Gehirns und Ihres Körpers und Sie bleiben in Form.

Was das Denken an ein X bewirkt:

Das X symbolisiert die Fähigkeit, die Mittellinie zu überqueren. Rechtes und linkes visuelles Feld, rechte und linke Körperseite (bei Bewegung) und beide Gehirnhälften (für integrierte Denkprozesse) werden durch diese Mittellinie verbunden. Das X ist eine Gedächtnisstütze, die uns daran erinnert, beide Augen und beide Körperseiten zu gebrauchen. Es unterstützt die Koordination des ganzen Gehirns und des gesamten Körpers für mehr Leichtigkeit im Denken, in der Kommunikation und bei Leistungen aller Art.

Energieübungen und Übungen zum Fördern positiver Einstellungen:

Wasser trinken

„Wasser ist ein ausgezeichneter Leiter für elektrische Energie. Der menschliche Körper besteht zu zwei Dritteln (ungefähr 70 Prozent) aus Wasser. Alle elektrischen und chemischen Aktivitäten des Gehirns und des Zentralnervensystems sind abhängig vom Leitvermögen der Bahnen zwischen Gehirn und Sinnesorganen; dieses Leitvermögen wird durch Wassertrinken gesteigert. Wie Regen, der auf die Erde fällt, wird Wasser vom Körper dann am besten aufgenommen, wenn es in kleinen Mengen und dafür häufiger, das heißt regelmäßig getrunken wird."[27]

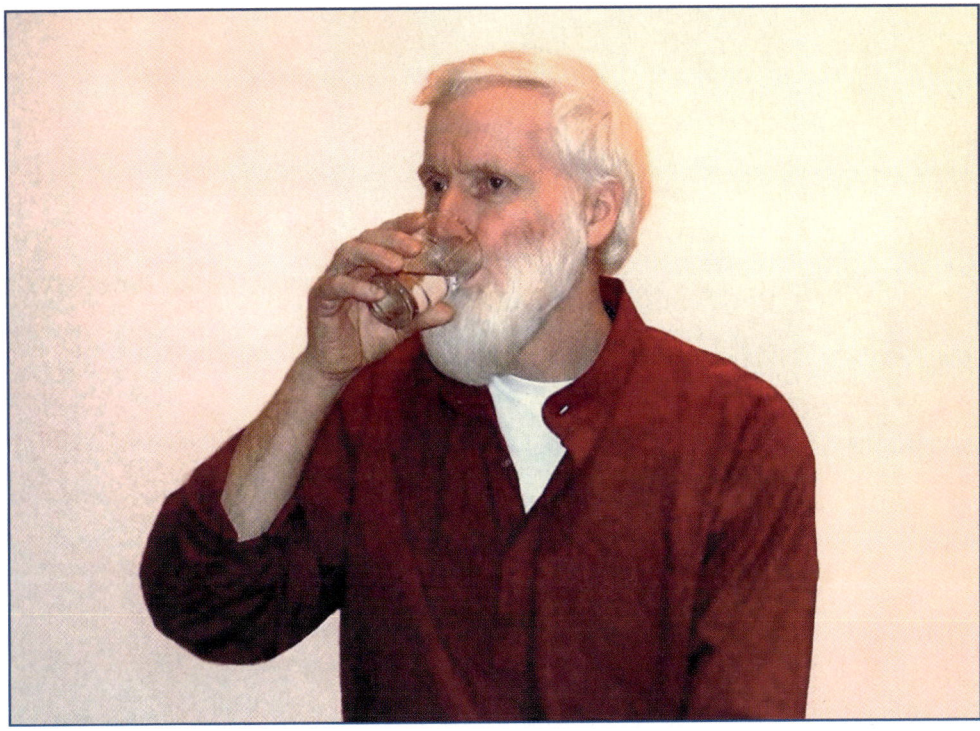

Abbildung 47:
Wasser trinken heißt dem Gehirn die Arbeit erleichtern

[27] ebd, S. 32

Gehirnpunkte

Diese Übung kennen Sie schon aus den vier Übungen zur Vorbereitung.

Halten Sie bei dieser Übung mit einer Hand den Bauchnabel. Reiben Sie mit den Fingern der anderen Hand die beiden weichen Stellen rechts und links neben dem Brustbein, gleich unterhalb der Schlüsselbeine

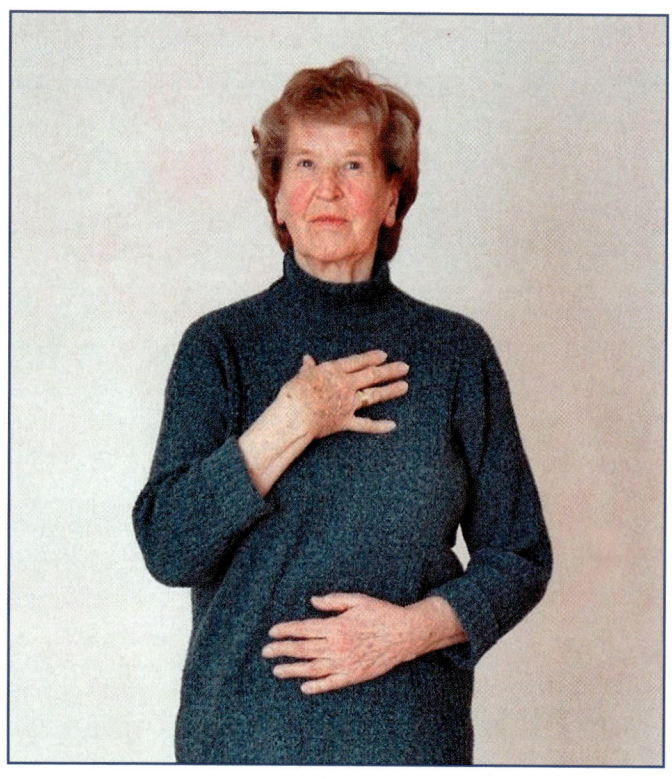

Abbildung 48:
Die Gehirnpunkte reiben

Was die Gehirnpunkte bewirken:

Die Massage der Gehirnpunkte regt die Halsschlagadern an; diese bringen das mit frischem Sauerstoff angereicherte Blut zum Gehirn. Das hilft, die Kommunikation zwischen verschiedenen Körperteilen, dem visuellen System und dem Gehirn wiederherzustellen. Auf diese Weise wird auch der Überkreuz-Informationsfluss des Gehirns verbessert – eine Grundlage für Lesen, Schreiben, Sprechen und für das Befolgen von Richtungsangaben.

Erfahrungen:

Bei einem dreistündigen Schnupperkurs war eine Dame so freundlich, uns (als eine Voraktivität) vorzulesen. Sie berichtete, dass sie beim Lesen immer sehr schnell ermüde. Sie massierte die Gehirnknöpfe und sah dabei in die unterschiedlichen Richtungen, nach oben, nach unten, nach links und nach rechts. Danach las sie wieder und stellte mit Erstaunen fest, dass sie den Text viel besser sehen konnte.

Erdpunkte

Legen Sie zwei Finger unter die Unterlippe und die Finger der anderen Hand auf den oberen Rand des Schambeins (ungefähr 15 Zentimeter unter dem Nabel). Lassen Sie beim Atmen Energie zwischen diesen beiden berührten Körperstellen aufwärts strömen.

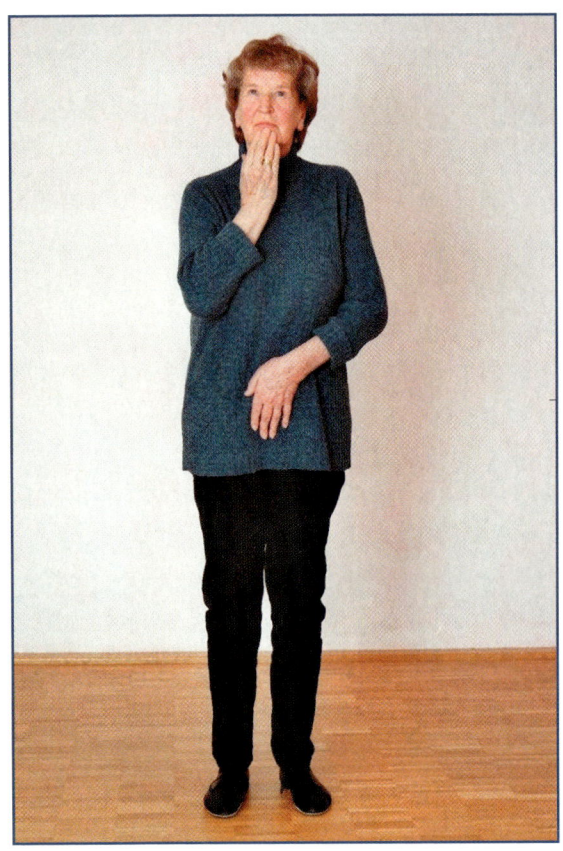

Abbildung 49:
Die Erdpunkte halten

Was die Erdpunkte bewirken:

Die Erdpunkte befinden sich auf der vorderen Körpermittellinie. Dies ist die zentrale Achse, über die alle Aufgaben, bei denen beide Körperhälften beteiligt sind, koordiniert werden müssen. Das Halten dieser Punkte stimuliert das Gehirn und löst mentale Ermüdungserscheinungen auf. Weiterhin werden organisatorische Fertigkeiten gestärkt; die Fähigkeit, sich auf Gegenstände im Nahbereich zu konzentrieren, nimmt zu.

Erfahrungen:

Die Erdpunkte werden Ihnen schon vertraut vorkommen, wenn Sie die Meridiane ausgestrichen, die Meridiandusche oder die Tageszeitbalance gemacht haben. Die Erdpunkte sind der Anfangs- und der Endpunkt des Zentralgefäßes. Sie balancieren damit also Ihr Zentralgefäß. Diese Punkte sind auch bequem in einer Schlafhaltung zu erreichen. Ich habe inzwischen von einigen Kursteilnehmern die Rückmeldung, dass sie damit eine gute Entspannungsmethode zum Einschlafen gefunden haben.

Balancepunkte

Voraktivität und Nachaktivität: Sie können sich um Ihre eigene Achse drehen und dabei zählen, bis sich ein leichtes (!) Schwindelgefühl einstellt. Dann bleiben Sie stehen und zählen, bis Sie wieder völlig klar sind. Danach drehen Sie sich wieder genauso lange, halten dann die Balancepunkte und zählen wieder, bis sie kein Schwindelgefühl mehr spüren. Meist machen die Teilnehmer die Erfahrung, dass sie viel weniger Zeit brauchen, wenn sie die Balancepunkte halten.

Übungsanleitung: Berühren Sie mit den Fingern der einen Hand die Vertiefung unter dem Schädelrand, hinter dem Ohr. Legen Sie die andere Hand auf den Nabel. Dann wechseln Sie die Hände und berühren den Balancepunkt hinter dem anderen Ohr.

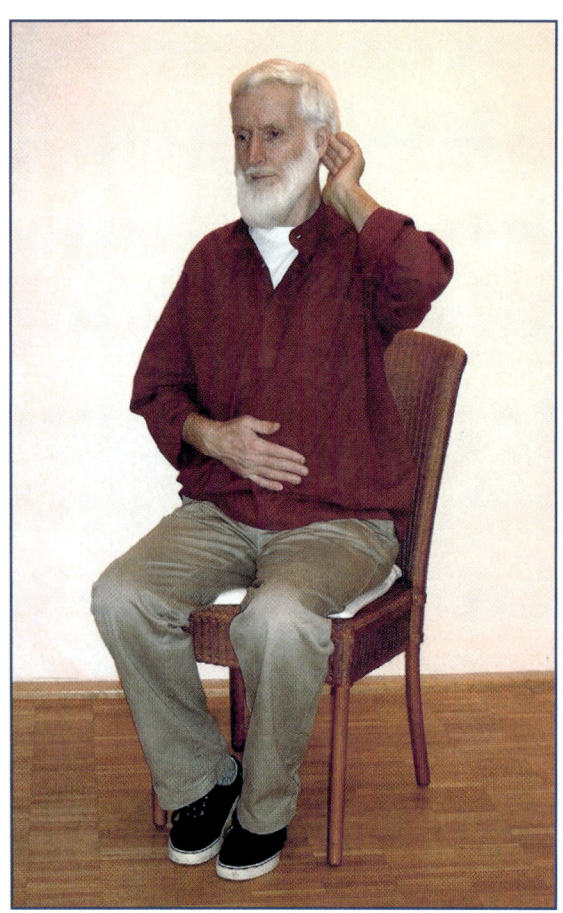

Abbildung 50:
Die Balancepunkte berühren

Was die Balancepunkte bewirken:

Die Balancepunkte stimulieren das Gleichgewichtssystem des Innenohrs. Ihr Gleichgewichtsgefühl wird dadurch wiederhergestellt, Ohren und Körper entspannen sich, Ihre Aufmerksamkeit wird frei für müheloses Denken und Handeln. Entscheidungen fällen, sich konzentrieren, Probleme lösen – alles fällt leichter, da auch die Körperorganisation optimiert wird.

Erfahrungen:

Bei Schwindelgefühl und leichter Übelkeit unterschiedlichster Ursache kann das Halten der Balancepunkte entspannend sein.

Raumpunkte

Legen Sie zwei Finger auf die Stelle oberhalb der Oberlippe, die andere Hand auf das Steißbein. Halten Sie die Punkte eine Minute lang und atmen dabei tief. Lassen Sie beim Einatmen die Energie an der Wirbelsäule hinauffließen.

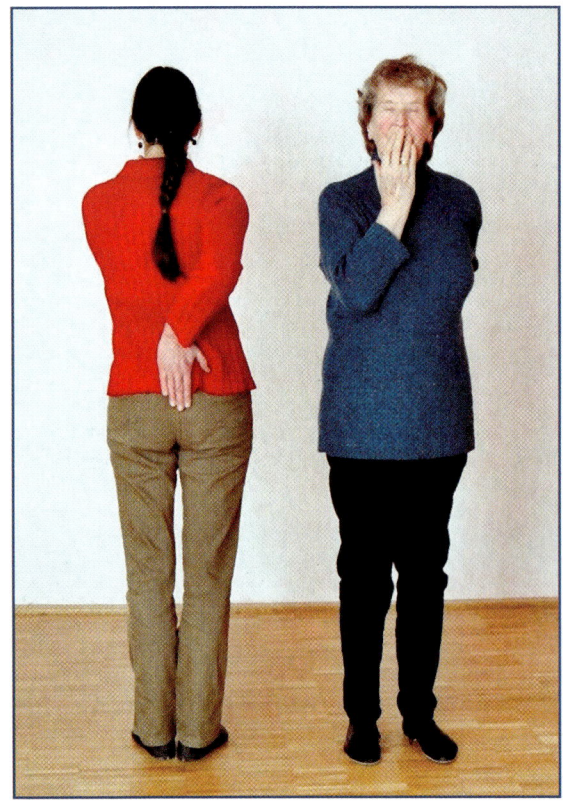

Abbildung 51:
Die Raumpunkte halten

Was die Raumpunkte bewirken:

Die Raumpunkte befinden sich in der Nähe des oberen und des unteren Endes des Zentralnervensystems. Dieses umfasst die Wirbelsäule, das Stammhirn, das limbische System (hinter den Augen und der Nase) und die Großhirnrinde. Mit dem Halten dieser Punkte wird eine (Energie-) Bewegung stimuliert, die sich durch dieses gesamte System hinzieht; dies steigert die Aufmerksamkeit, die Ausrichtung, die Motivation und die Intuition für das Fällen von Entscheidungen.

Energiegähnen

Tun Sie so, als ob Sie gähnen müssten. Legen Sie die Fingerspitzen auf alle angespannten Punkte, die Sie an den Kieferknochen und ihren Muskeln finden. Bringen Sie einen tiefen, entspannten Gähnton hervor und streichen sanft die Anspannung fort.

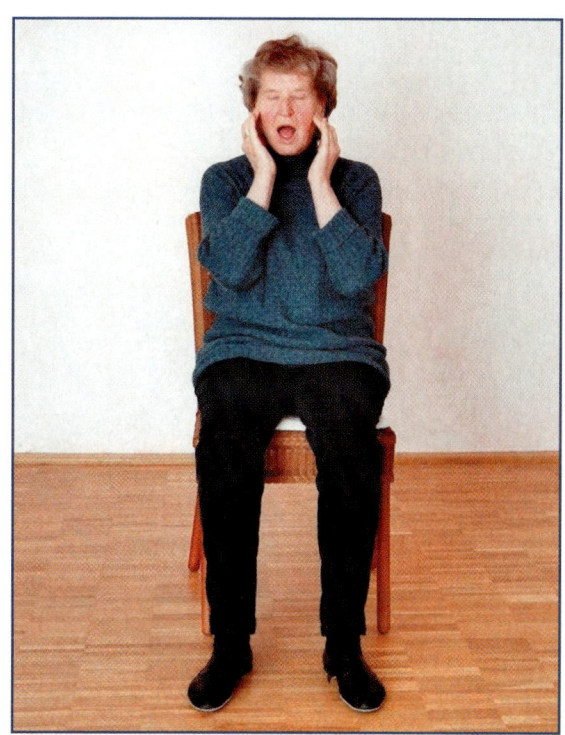

Abbildung 52:
Das Energiegähnen

Was das Energiegähnen bewirkt:

Die Kiefer- und Mundregion hat einen Anteil von über 50 Prozent an der motorischen und sensorischen Repräsentanz im Gehirn. Das Massieren der Bereiche über der Muskulatur, die den Mund öffnet und schließt, entspannt den Kiefer. Dadurch werden die entsprechenden Bereiche des Gehirns aktiviert für eine bessere Integration des gesamten Gehirns.

Das Energiegähnen entspannt außerdem die Augen, indem es ihre Befeuchtung anregt. Für viele Menschen gibt es eine wohltuende Beziehung zwischen der mühelosen Kieferbewegung und müheloser Ausdrucksfähigkeit und sogar Kreativität.

Denkmütze

Voraktivität: Sitzen oder stehen Sie gerade und drehen Ihren Kopf zu einer Seite und blicken nach hinten. Merken Sie sich, wie weit Ihr Blick reicht. Dann sehen Sie zur andere Seite und merken sich auch, wie weit sie noch etwas erfassen können.

Übungsanleitung: Ziehen Sie Ihre Ohren sanft nach hinten und falten Sie sie aus. Beginnen Sie ganz oben und massieren Sie an der Rundung entlang bis zum Ohrläppchen.

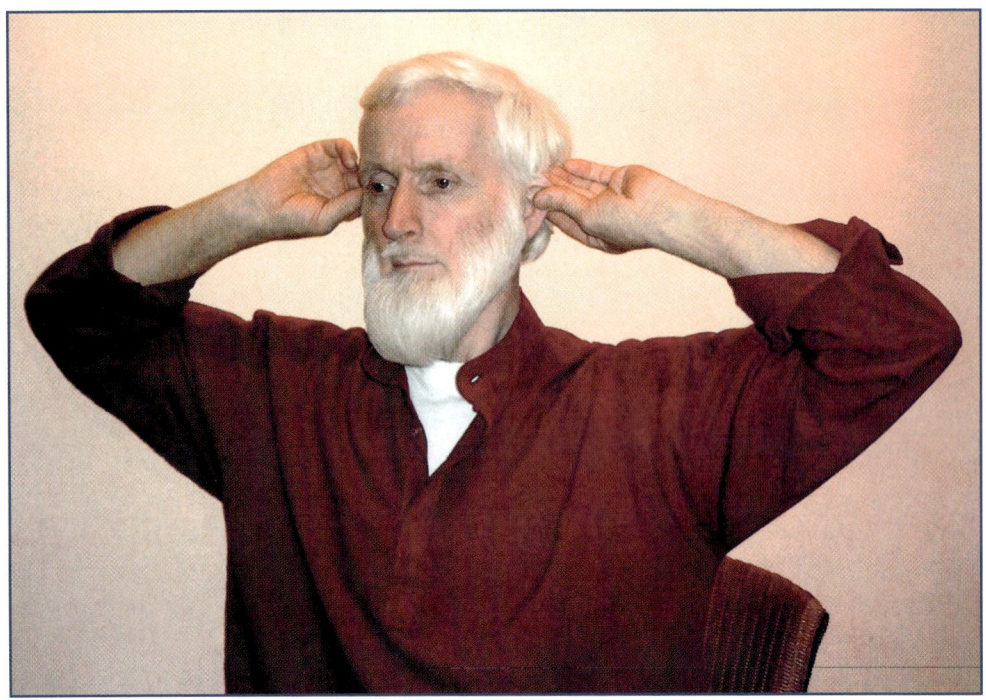

Abbildung 53:
Die Denkmütze

Was die Denkmütze bewirkt:

Die Denkmütze hilft Ihnen dabei, ablenkende Geräusche auszublenden und sich auf Rhythmen und Klänge oder Laute von Bedeutung, zum Beispiel Musik oder gesprochene Sprache, einzustellen. Sie erhöht das Hörvermögen, das Kurzzeitgedächtnis und die Fertigkeiten abstrakten Denkens.

Nachaktivität: Drehen Sie Ihren Kopf wieder nach beiden Seiten und spüren den Unterschied. War Ihr Gesichtskreis weiter?

Erfahrungen:

Ich habe diese Übung einem älteren Herrn aus der Nachbarschaft gezeigt und nach einiger Zeit gehört, dass er viel besser mit dem Auto aus der Garage und wieder in die Garage hineinkomme.

Vor einigen Jahren habe ich mit Aussiedlerkindern gearbeitet. Wir haben oft Memory gespielt, um beim Umdrehen jeder Karte das jeweilige Wort auszusprechen und auf diese Weise Vokabeln zu lernen. Ich erinnere mich noch gut an eine kleine verträumte Erstklässlerin. Dann zeigte ich die Denkmütze. Das vorher verträumte Mädchen war plötzlich hellwach. Zielsicher griffen ihre Hände zu den entsprechenden Karten. Es war eine wunderbare Stimmung. Alle Kinder freuten sich, dass sie sich so gut merken konnten, wo die jeweiligen Karten lagen. Sobald ich in der Zeit danach Memorykarten auspackte, saßen alle Kinder da und rieben sich die Ohren. Ich selbst natürlich auch, und ich hatte auch sehr erstaunliche Erfolge.

Die dänische Kinesiologin Annemarie Goldschmidt berichtet von zwei Menschen, die dank des Massierens der Ohren ihr Hörgerät nicht mehr brauchten.[28]

Ein zweiundsechzigjähriger Mann hatte an einem Unterricht für Legastheniker teilgenommen und zum Ende des Schuljahres berichtete seine Lehrerin, dass der Mann, der seit vielen Jahren ein Hörgerät trug, das Gerät dank der Übung nicht mehr brauche.

Eine Lehrerin nahm an einem Einführungskurs für *Brain-Gym*® teil, stellte sich als Testperson zur Verfügung und hatte dabei ihre Ohren zu massieren. Sie hatte zuvor ein Hörgerät getragen – den weiteren Vortrag verfolgte sie dann ohne Hörgerät. Nach Wochen berichtete sie, dass sie diese Übungen täglich mache. Sie hatte inzwischen auch eine Theateraufführung ohne ihr Hörgerät miterlebt.

In einem Seminar erzählte ich von diesen Beispielen und konnte gleich anschließend etwas Ähnliches erleben; davon möchte ich weiter unten gesondert berichten.

---

[28] Annemarie Goldschmidt, *Alles klar mit Kinesiologie*, S. 90 f.

Hook-ups

Diese Übung kennen Sie schon von den vier Übungen zur Vorbereitung.

Teil 1: Legen Sie Ihren linken Fußknöchel über den rechten. Strecken Sie die Arme nach vorne und legen Sie das linke Handgelenk über das rechte. Verschränken Sie die Finger und drehen Sie die Hände nach innen und nach oben, bis vor die Brust. Schließen Sie nun die Augen und drücken Sie die Zunge beim Einatmen an den Gaumen. Beim Ausatmen entspannen Sie die Zunge wieder.

Teil 2: Stellen Sie nun Ihre Füße wieder nebeneinander. Führen Sie die Fingerspitzen beider Hände zusammen und atmen eine Minute lang tief durch.

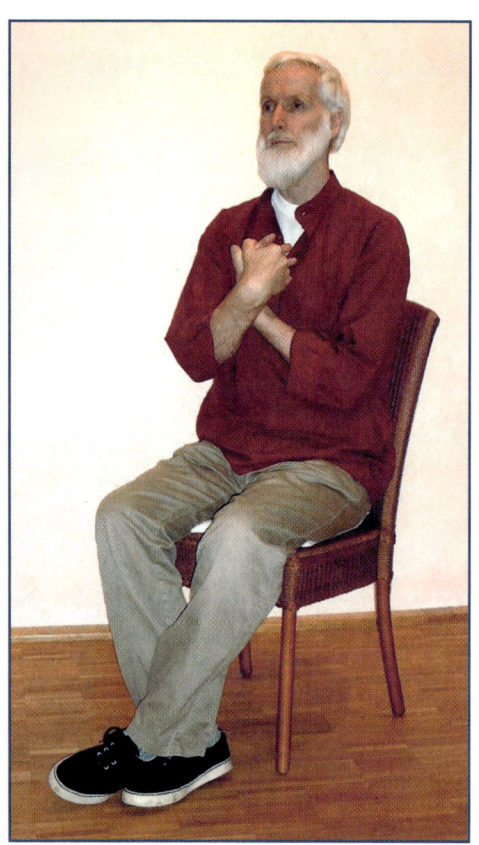

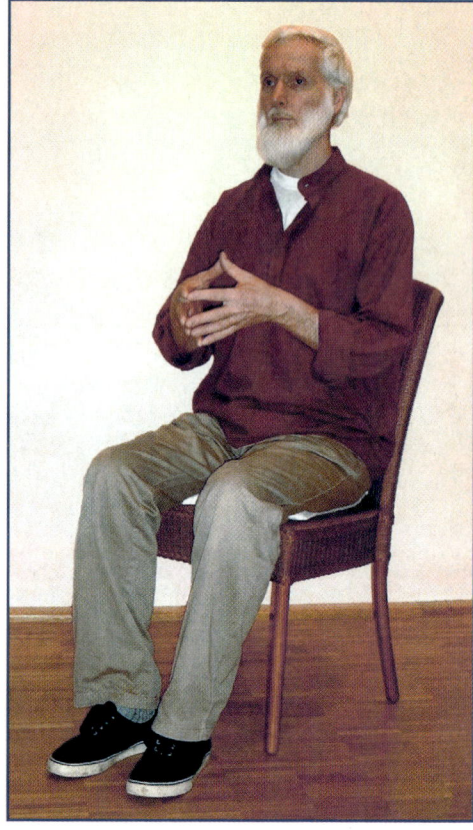

Abbildung 54 a:
Hook-ups, Teil 1

Abbildung 54 b:
Hook-ups, Teil 2

Was die Hook-ups bewirken:

Diese Übung unterstützt den elektromagnetischen Energiefluss. Teil 1 verbindet alle Energiekreisläufe im Körper und stimuliert das Fließen blockierter Energien. Das Berühren der Fingerspitzen in Teil 2 balanciert und verbindet die beiden Gehirnhälften. Dies stärkt das körpereigene elektromagnetische Feld, das durch bestimmte Umgebungsfaktoren besonders herausgefordert wird, wie etwa durch Computer, fluoreszierendes Licht, Fernseher oder Klimaanlagen. Die Erfahrung zeigt, dass man wieder zu sich kommen und sich sammeln kann. Die Übung steigert Vitalität, Selbstwahrnehmung und Abgrenzungsfähigkeit.

Erfahrungen mit den Hook-ups:

Wie schon erwähnt, biete ich diese aus zwei Teilen bestehende Übung gern bei Vorträgen an, mit der Bitte, an eine Stresssituation zu denken, sich hinunterzubeugen, dann die Übungen zu machen und sich wieder hinunterzubeugen. Es ist erstaunlich, wie unsere Beweglichkeit bei Stress eingeschränkt ist und wie diese einfache Übung ihre Wirkung entfaltet. Sie verbindet alle Energiekreisläufe im Körper, weil alle Meridiane an den Füßen oder an den Händen enden oder anfangen.

Zwei Minuten genügen, um in die Entspannung zu kommen. Einige Kursteilnehmer haben mit dieser Übung ihre Schlafprobleme verabschieden können.

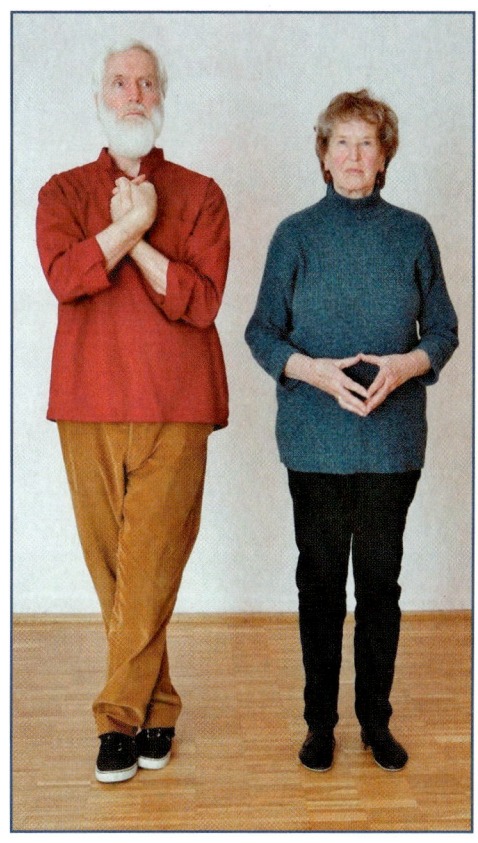

Abbildung 54 c:
Die Hook-ups im Stehen

Positive Punkte

Berühren Sie die Positiven Punkte – sie liegen oberhalb der Augen, in der Mitte zwischen Augenbrauen und Haaransatz. Berühren Sie sie nur sanft, gerade mit so viel Druck, dass die Stirnhaut leicht gestrafft wird.

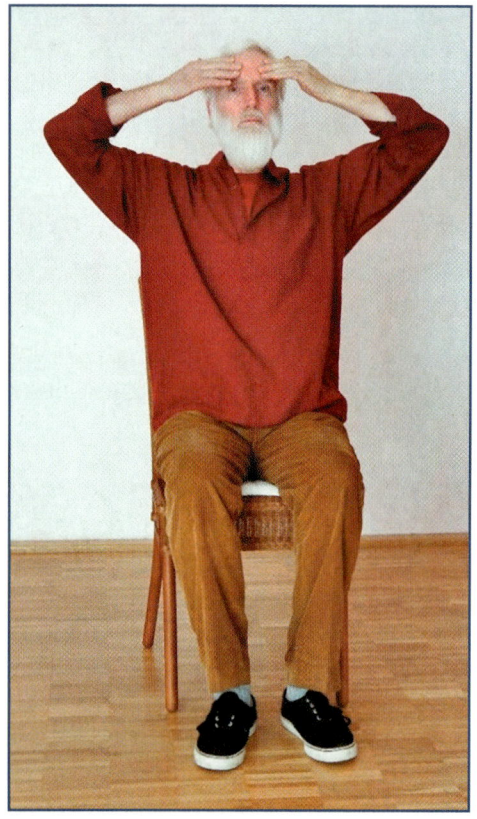

Abbildung 55 a:
Die Positiven Punkte berühren

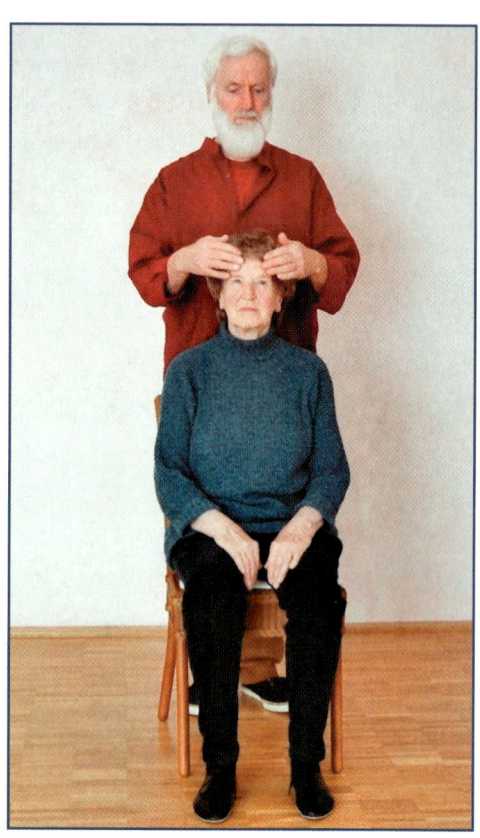

Abbildung 55 b:
Variante zu zweit

Was die Positiven Punkte bewirken:

Die Positiven Punkte sind als Akupressurpunkte insbesondere dafür bekannt, dass sie die Kampf-oder-Flucht-Reaktion aufheben und damit emotionalen Stress lösen. Durch das Berühren dieser Punkte wird die Reaktion des Gehirns auf Stress vom limbischen System in die vorderen Teile des Gehirns (Stirnlappen) verlagert. Dadurch wird eine eher rationale Reaktion ermöglicht.

Erfahrungen:

Eine achtundsiebzigjährige Kursteilnehmerin berichtete mit Tränen in den Augen, dass sie nach einem Schlaganfall, den sie eineinhalb Jahre zuvor erlitten habe, nicht mehr schreiben könne und wie entwürdigend sie Situationen erlebe, in denen sie eine Unterschrift zu leisten habe. Sie fand während des Kurses zu ihrem Potenzial zurück. Wir hatten durch die verschiedensten Übungen schon einen guten Grad an Entspannung erreicht, als ich die Positiven Punkte einführte und dazu einlud, in Partnerarbeit mit dieser Methode alten Stress zu verabschieden.

Dazu stelle ich mir die belastende Situation noch einmal vor. Gut ist es, wenn viele Sinne mit einbezogen werden: Was habe ich damals gesehen? Was habe ich gehört? Was habe ich gespürt? Wie hat es gerochen? Vielleicht auch: Was hatte ich für einen Geschmack im Mund? – Danach verändere ich die Situation in meiner Vorstellung, wieder unter Einbeziehung möglichst vieler Sinne, damit auch verschiedene Gehirnbereiche mit erfasst werden.

Als ich das Thema dieser Teilnehmerin nach der Übung hörte, ging ich mit meiner Schreibmappe zu ihr und sagte: „Ich bitte um ein Autogramm." Und ich bekam es! Am Nachmittag des gleichen Tages ließ sich diese Teilnehmerin von mir als Schreiberin anstellen und am letzten Tag unseres Kurses schrieb sie uns allen noch an die Tafel: „Danke. Es war sehr schön."

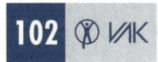

Längungsbewegungen:

Eule

Voraktivität: Drehen Sie Ihren Kopf bitte nach links und sehen über ihre Schulter. Wie weit reicht Ihr Sehfeld? Drehen Sie Ihren Kopf auch nach rechts und sehen über Ihre Schulter. Merken Sie sich den Gegenstand, den Sie noch erfassen können.

Die Übung: Legen Sie eine Hand auf die gegenüberliegende Schulter und drücken Sie den Muskel fest zusammen. Drehen Sie Ihren Kopf und schauen zuerst über die eine Schulter, dann über die andere nach hinten. Nun lassen Sie Ihr Kinn in der Mitte nach vorne sinken, atmen tief ein und entspannen sich. Machen Sie das dreimal und wiederholen die Eule dann an der anderen Seite.

Nachaktivität: Drehen Sie Ihren Kopf bitte wieder nach links und nach rechts. Können Sie ihn jetzt weiter drehen und daher weiter sehen?

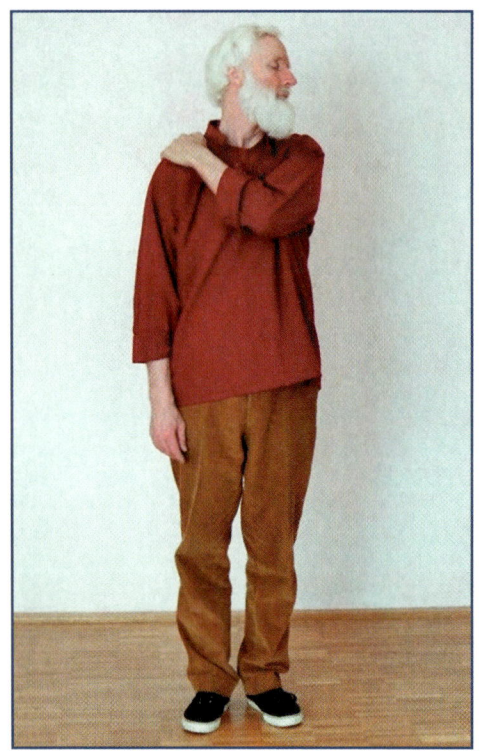

Abbildung 56:
Die Eule

Was die Eule bewirkt:

Die Eule löst Verspannungen in der Schulter- und Nackenmuskulatur. Damit wird der Bewegungsradius beim Drehen des Kopfes vergrößert. Wenn die Nackenmuskulatur entspannt ist, nimmt das Hörverständnis ebenso zu wie die Denk- und Sprechfähigkeiten.

Armaktivierung

Strecken Sie einen Arm gerade nach oben und umgreifen ihn mit der anderen Hand. Atmen Sie langsam aus und drücken dabei den gestreckten Arm gegen die Hand. Drücken Sie bei jedem Atemzug in eine andere Richtung, zuerst nach hinten, dann nach vorne, nach rechts und nach links. Wiederholen Sie die Armaktivierung mit dem anderen Arm.

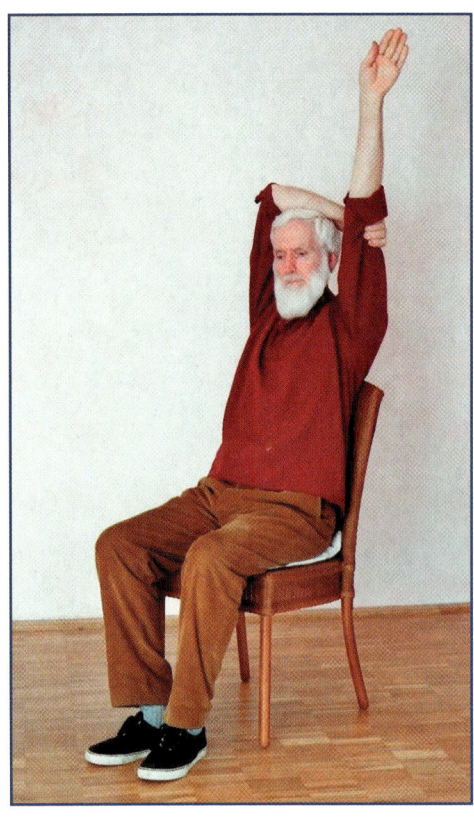

Abbildung 57:
Die Armaktivierung im Sitzen

Was die Armaktivierung bewirkt:

Die Armaktivierung längt die Muskeln des oberen Brustkorbs und der Schultern, also in den Bereichen, von denen die muskuläre Steuerung und Kontrolle sowohl für grob- wie für feinmotorische Bewegungen ausgeht. Diese Übung entspannt und koordiniert die Schulter- und Armmuskulatur und macht den Kopf frei, so dass Handschrift, Rechtschreibung und kreatives Schreiben leichter fallen.

Fußpumpe

Setzen Sie sich auf einen Stuhl und legen einen Fuß auf das Knie des anderen Beins. Halten Sie mit den Fingerspitzen Anfang und Ende der Wade fest. Bewegen Sie den Fuß auf und ab. Spüren Sie, wie Ihre Wade allmählich weicher wird. Wiederholen Sie die Fußpumpe mit dem anderen Fuß.

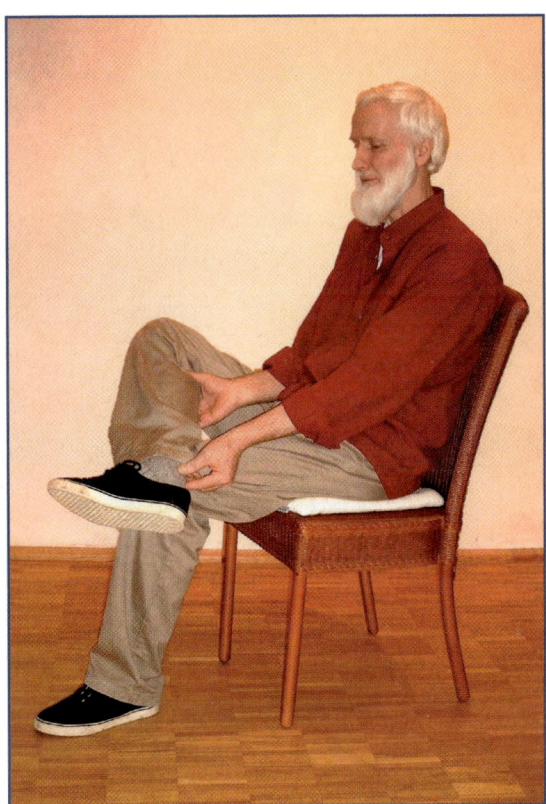

Abbildung 58:
Die Fußpumpe

Was die Fußpumpe bewirkt:

Durch die Fußpumpe wird die natürliche Länge der Sehnen in der Wadenregion wiederhergestellt. Sie entspannt den Sehnenkontrollreflex und verbessert die Kommunikations- und Konzentrationsfähigkeit sowie die Fähigkeit, Aufgaben zu Ende zu bringen.

Wadenpumpe

Stützen Sie sich an einer Wand, einem Tisch oder Stuhl ab. Drücken Sie beim Ausatmen die Ferse nach unten in Richtung Boden. Je weiter Sie die Beine auseinander stellen, desto mehr spüren Sie die Längung in der Wade. Wiederholen Sie die Wadenpumpe mit dem anderen Bein.

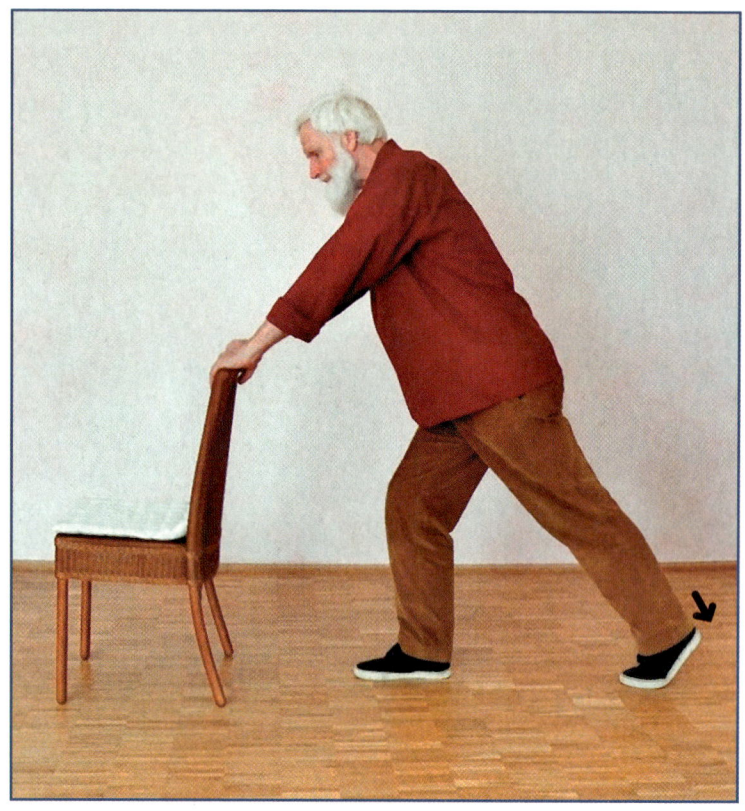

Abbildung 59:
Die Wadenpumpe

Was die Wadenpumpe bewirkt:

Mit der Wadenpumpe stellt sich die natürliche Länge der Muskeln und Sehnen der Körperrückseite wieder ein. Das entspannt den Sehnenschutzreflex und die damit verbundenen Gefühle wie: sich unfähig fühlen, an Aktivitäten teilzunehmen oder etwas Positives zu unternehmen. Die Wadenpumpe verbessert die Konzentration, die Aufmerksamkeit, das Auffassungsvermögen und die Fähigkeit, Arbeiten zu Ende zu bringen.

Schwerkraftgleiter

Legen Sie im Sitzen die Füße übereinander und lassen Sie die Knie dabei
locker. Strecken Sie die Arme nach vorne, neigen den Kopf, beugen den
Oberkörper und lassen Sie die Arme sanft fließend in Richtung der Füße
gleiten. Atmen Sie dabei aus und richten sich beim Einatmen wieder auf.
Wiederholen Sie das dreimal und wechseln dann die Füße.

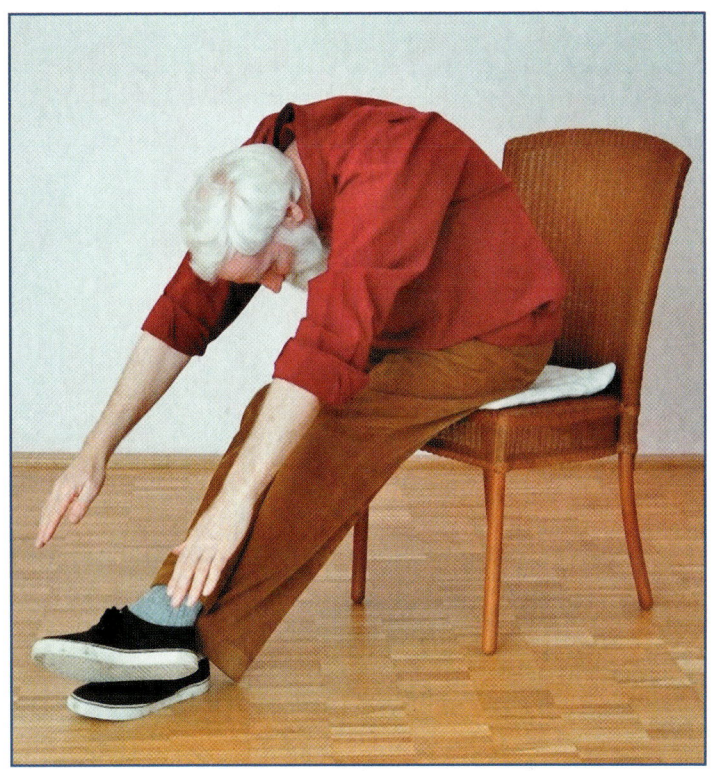

Abbildung 60:
Der Schwerkraftgleiter

Was der Schwerkraftgleiter bewirkt:

Wenn die Muskeln innerhalb des Beckens als Reaktion auf zu langes Sitzen oder Stress in der Beckengegend angespannt sind, werden Bewegung, Elastizität und gleichmäßige Blut- und Lymphzirkulation eingeschränkt. Die Entspannung dieser Muskelgruppe ist wichtig für das
Gleichgewicht und für die Koordination des ganzen Körpers. Sie trägt
auch zum Auffassungsvermögen bei. Der Schwerkraftgleiter entlastet
diese Muskelgruppe.

Erden

Stellen Sie sich zunächst breitbeinig, aber bequem hin. Richten Sie Ihren linken Fuß nach links, während der rechte geradeaus nach vorn zeigt. Nun atmen Sie aus und drücken die Hüfte nach unten. Atmen Sie ein und entspannen Sie sich dabei. Oberkörper und Hüfte sollen gerade bleiben und nach vorne ausgerichtet sein. Diese Übung stärkt die Hüftmuskeln. Sie fühlen das an dem gestreckten Bein. Wiederholen Sie dreimal, dann wechseln Sie zur anderen Seite.

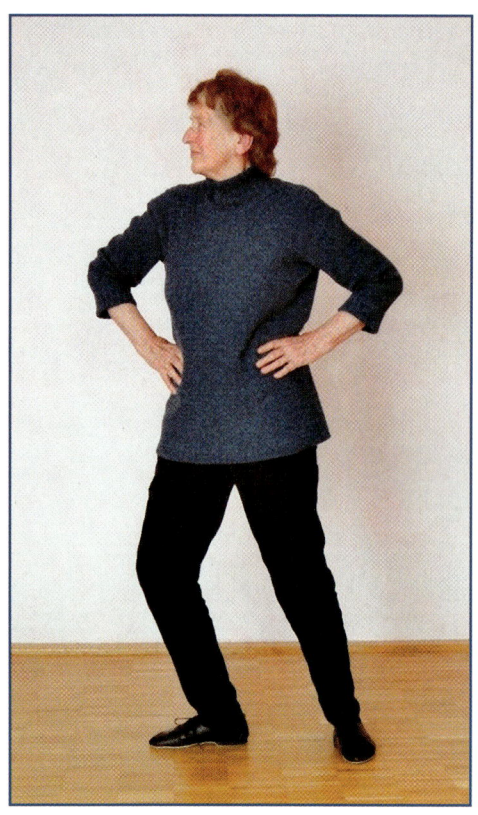

Abbildung 61:
Erden

Was das Erden bewirkt:

Das Erden dehnt und entspannt Muskeln im Becken, bringt den Körper damit ins Gleichgewicht und stabilisiert ihn. Diese Übung stärkt das Kurzzeitgedächtnis, die Verständnis- und Ausdrucksfähigkeit sowie organisatorische Fähigkeiten.

Teil III:
Erfahrungen und Ausblick

Nur wer aufhört, täglich neu zu werden, wird täglich älter

Den roten Faden wollte eine siebenundsiebzigjährige Dame nicht verlieren, deshalb kam sie zu einem *Brain-Gym*®-Kurs, der in der örtlichen Tagespresse als Fortbildung für Lehrer, Eltern und Erzieher angekündigt worden war. Das ist ein Kurs, bei dem die Methoden über das eigene Erleben vermittelt werden, damit die Teilnehmer sie im Weiteren auch in der Schule oder zu Hause mit den anvertrauten Kindern oder Familienmitgliedern nutzen können. Er folgt einem vorgegebenen Lehrplan, vermittelt, wie man mit Einzelnen arbeiten kann, und schließt mit einem Zertifikat ab.

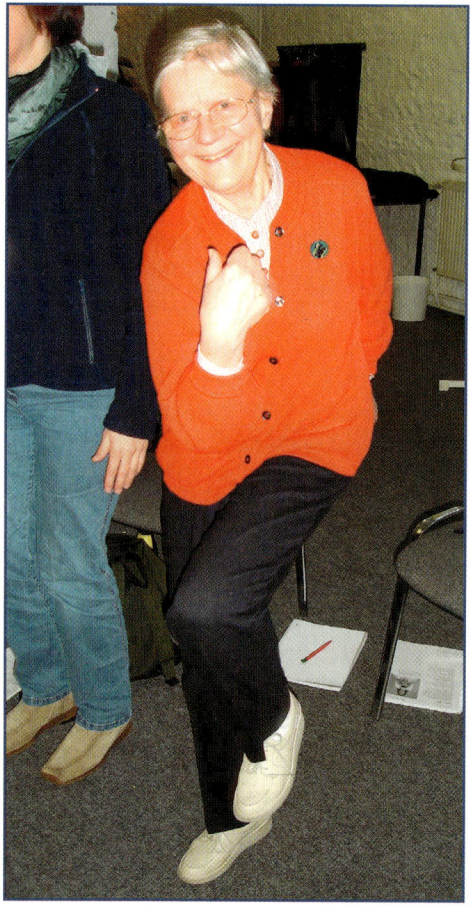

Marie-Luise war eine wunderbare Bereicherung für unsere Gruppe. Sie stellte sich für eine Balance für das Hören zur Verfügung. Eine Balance im *Brain-Gym*® besteht aus fünf Schritten: Zunächst wird die Lernbereitschaft hergestellt, wie Sie es schon als Vorbereitung kennen (Wasser trinken, Gehirnpunkte, Überkreuzbewegungen und Hook-ups).

Abbildung 62:
Mit Überkreuzbewegungen Lernbereitschaft herstellen

Dann wird ein Ziel formuliert. Marie-Luises Ziel war es, auf beiden Ohren gleich gut zu hören. Der nächste Schritt ist eine Voraktivität zum Ziel. Dazu ging ich unter anderem mit einer Klangschale in dem Kreis der Teilnehmer herum. (Die Klangschale wird mit einem Klöppel angeschlagen. Es entsteht ein wunderschöner Ton, der dann allmählich verebbt. Während der eine Mensch den Ton noch hört, hört ihn ein anderer vielleicht nicht mehr.)

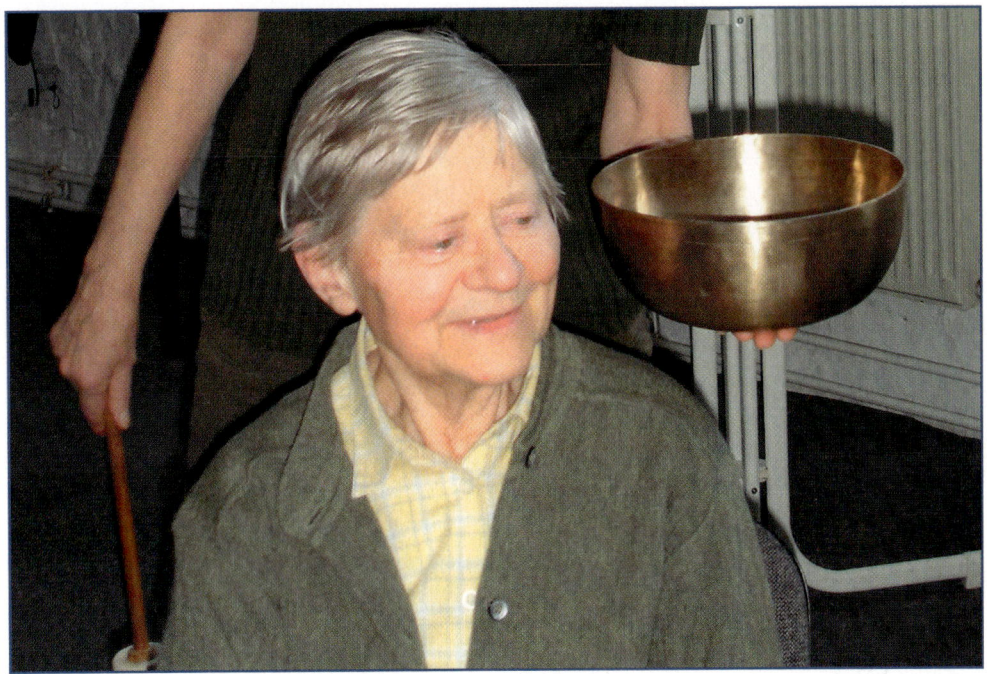

Abbildung 63:
Voraktivität – der Test mit der Klangschale

Nach der Voraktivität folgt das „Lernmenü", das heißt die Übungen, die das Erreichen des Zieles unterstützen, die Übungen zur Veränderung. In diesem Fall waren das der Elefant, die Eule und die Denkmütze. Vor der Balance sagte Marie-Luise: „Da nehme ich doch so lange mein Hörgerät aus dem Ohr." Sie legte es auf den Stuhl mit der Bemerkung, dass man sich bloß nicht darauf setzen möge. Dann machten wir gemeinsam die Übungen, wobei ich demonstrierte, wie man jemandem auch behilflich sein kann, indem man ihm die Übung über das Spüren vermittelt. Das heißt in diesem Fall, dass ich die Ohren von Marie-Luise sanft massierte. Die Eule war Marie-Luises Lieblingsübung aus dieser Serie.

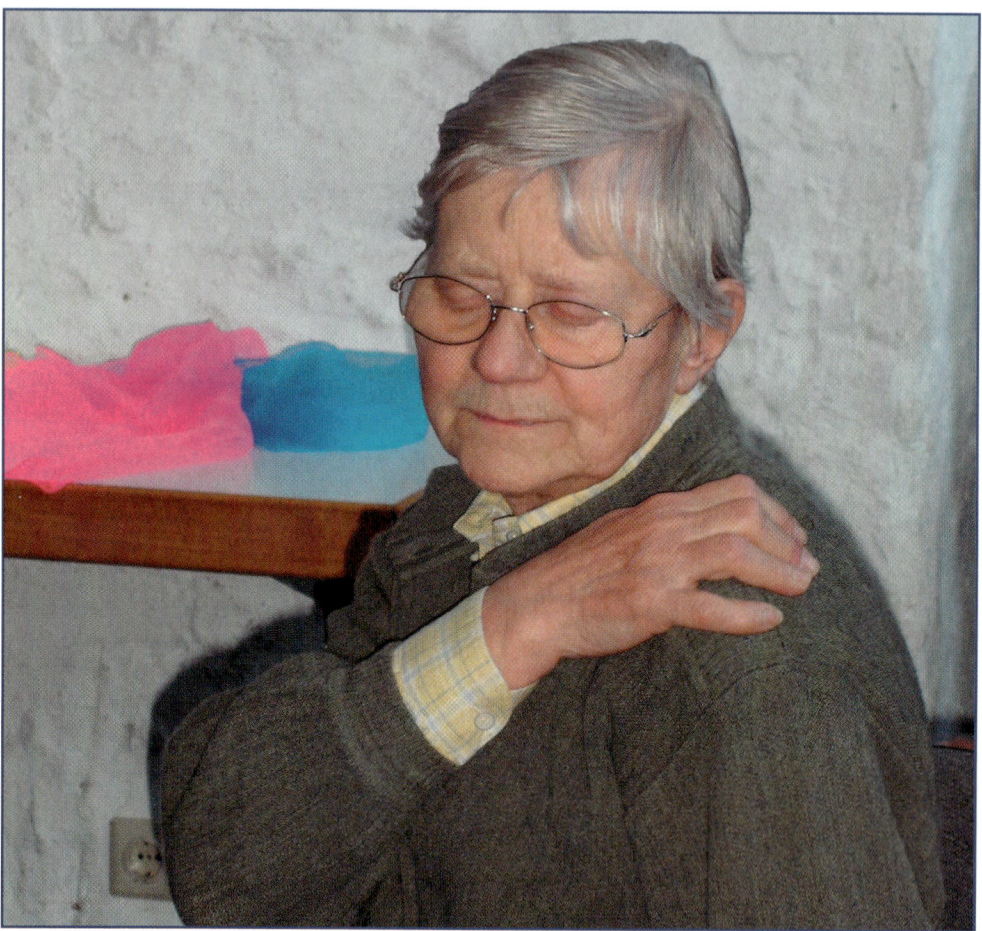

Abbildung 64:
Die Eule

Dann folgten die Nachaktivitäten, das heißt, alle Voraktivitäten wurden wiederholt. Ich ging also auch wieder mit meiner Klangschale herum. Die Freude war nicht nur bei Marie-Luise groß, als sie den Ton der Klangschale, den ihre Nachbarin nicht mehr gehört hatte, mit dem Ohr hören konnte, in dem sie vorher das Hörgerät getragen hatte. Sie hatte ihr Ziel erreicht: Sie hörte auf beiden Ohren gleich gut! Zur Festigung des Erreichten will Marie-Luise dreimal täglich die Eule machen, und das drei Monate lang. Marie-Luise holte aus ihrer Handtasche ein Schächtelchen und legte ihr Hörgerät hinein! Für uns alle war das unfassbar und erhebend zugleich.

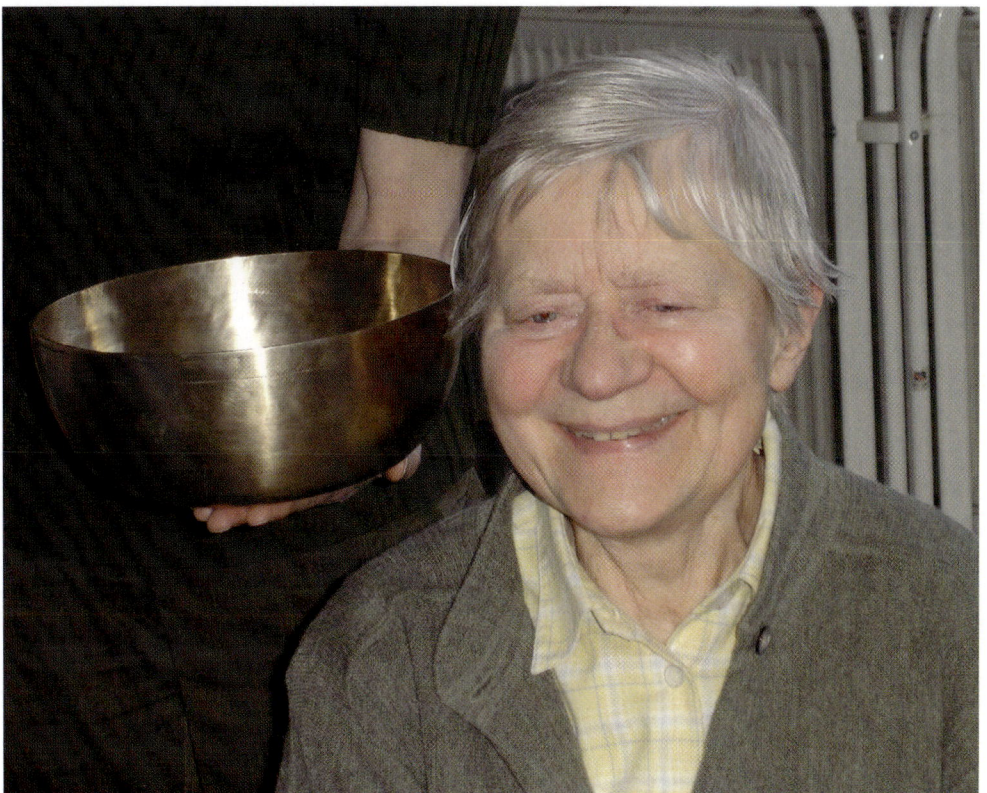

Abbildung 65:
Große Freude über den Erfolg!

Diese Balance gab es am zweiten Kurstag und wir waren schon eine wunderbare Gemeinschaft. Deshalb war es für alle Kursteilnehmer in Ordnung, dass eine Kursteilnehmerin viel fotografierte, auch um mich bei meinem Buchprojekt zu unterstützen, von dem ich erzählt hatte. Jetzt haben wir alle schöne Fotos, die uns an dieses unglaubliche Erlebnis erinnern können. Und Marie-Luise hat sich auch zum zweiten Kurs angemeldet, in dem es um Balancen für das Miteinander von oben und unten sowie hinten und vorn geht (– im ersten ging es nur um links und rechts).

Die Balance hatte am Vormittag stattgefunden – am Nachmittag fiel der Sitznachbarin von Marie-Luise der Bleistift auf den Teppichboden. Marie-Luise hörte es mit dem Ohr, in dem sie vorher das Hörgerät hatte, und hob den Bleistift auf, weil ihre Nachbarin gerade Wasser trank und weil sie sich so über ihr wiedergefundenes Hören freute. Durch die Balance war wieder etwas ins Fließen gekommen. Eine Woche später telefonierte ich mit Marie-Luise und fragte zum Schluss: „Und, wie ist das Hören?" – „Noch immer gut!", war die Antwort, und ihre Stimme ließ mich ihr strahlendes Gesicht sehen.

Unglaublich, aber wahr

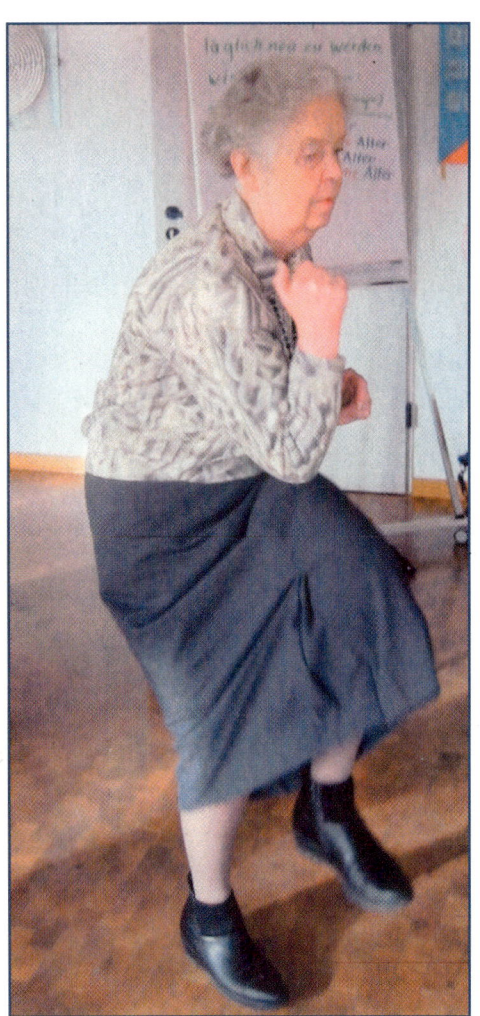

So erlebe ich bei meinen Seminaren immer wieder Wunderbares. Ich denke mit Vergnügen daran, wie eine 81 Jahre alte Dame zunächst in ihren Bewegungen gehemmt war, wie die Überkreuzbewegungen im Sitzen eine zu große Herausforderung für sie waren und wie sie am letzten Tag (der Kurs dauerte von Montagmittag bis Freitagmittag) fröhlich herumhüpfte, so dass alle Seminarteilnehmer ihre Freude hatten, das mit anzusehen.

Abbildung 66:
Überkreuztanz – mit 81 Jahren!

Von einem Ehepaar habe ich einen Gruß mit Dankesworten bekommen. Mir wird berichtet, dass der wegen seiner Depressionen zum Frührentner gewordene Mann nach der Kurswoche mit so viel positiverer Stimme gesprochen hat, dass es den Freunden der Familie aufgefallen ist.

Ein anderer Mann (68) kam noch zu einem Einzeltermin zu mir, weil er sein Leben lang Stress mit dem Lesen hatte. Ich half ihm mit Halten der Positiven Punkte, den Stress aus einer Situation als Vierjähriger abzulösen. Die Situation war dem Mann schon während des Seminars eingefallen, als ich von einem anderen Beispiel berichtet hatte: Die Mutter des kleinen Jungen putzte Staub. Dabei fiel eine Nikolausmaske vom Schrank. Vor dem Nikolaus hatte der kleine Junge große Angst. Er schrie vor Entsetzen. Die Mutter nahm die Maske und zerdrückte sie mit ihren Händen – es war doch nur Pappe! Anschließend öffnete sie die Ofentür und ließ die Maske bei offener Tür verbrennen. Das machte die Situation für den Jungen nicht leichter, nur umso einprägsamer.

Der Mann erzählte mir auch, dass er sein Leben lang Probleme gehabt habe, sich Namen und Gesichter zu merken. Ja, da war ein Gesicht und da war ein Name. Und beides war plötzlich nicht mehr wahr. Die Mutter hatte in dieser Situation nach bestem Wissen und Gewissen gehandelt. Aber sie war auch in Stress. Sie hatte unbestreitbar eine positive Absicht. Der Weg war nicht der beste, aber ein besserer Weg stand ihr zu dem gegebenen Zeitpunkt nicht zur Verfügung.

Ich half diesem Kursteilnehmer, den Stress der Vergangenheit abzulösen, damit das längst vergangene Ereignis nicht weiter die Reaktionen und das Verhalten in der Gegenwart bestimmen konnte. Dazu hielt ich ihm die Stirn, das heißt die Positiven Punkte. Jeder kann diese Punkte auch selbst halten, aber wenn ein anderer Mensch das tut, kann ich mich besser entspannen. Außerdem ist da ein Mensch in diesen Minuten ganz für mich da. Ich finde, das erleichtert und verschönt diesen Prozess. Also, dieser Mann hat die Situation noch einmal vor seinem geistigen Auge ablaufen lassen, danach hat er sie in seiner Vorstellung verändert, so, wie sie für ihn gut gewesen wäre. Danach las er fließend und fehlerfrei und war glücklich darüber.

Da er zu diesem Einzeltermin weit gefahren war, wollte er sich noch einem anderen Problem zuwenden. Er hatte auch sein Leben lang Schlaf-

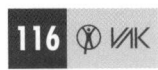

störungen und schon alle möglichen Behandlungen ausprobiert. Der Muskeltest führte zu einem Erlebnis in der frühen Kindheit, das war noch während des Krieges (Der Körper hat alle Informationen gespeichert. Über den Muskeltest können sie zugänglich gemacht werden, wenn das im Interesse des Körpers ist.): Während das Zimmer seiner Großmutter voller russischer Soldaten war, war der kleine Junge auf dem Bett der Großmutter eingeschlafen … Mit Halten der Positiven Punkte und Verändern der Situation in der Vorstellung konnte auch das innere Programm verändert werden, das den Nachtschlaf für ihn ständig um 4 Uhr beendet hatte. Einige Monate später erhielt ich einen Brief, in dem er unter anderem schrieb: „Ich kann immer noch fließend lesen, und meine Schlafprobleme sind auch geheilt. Ich danke dir herzlich für diesen Heilungserfolg." Ich hatte ihn nicht geheilt, das hatte er selbst getan. Ich hatte ihm nur einen Weg gewiesen.

Zu einem anderen Seminar hatte ich Ohrkerzen mit, die ich gerade zwei Monate zuvor für mich entdeckt hatte. Ich kam in einem Frühstücksgespräch mit Karola (62) auf die Ohrkerzen, die sie am Abend ausprobieren wollte. Da die anderen Seminarteilnehmer diese indianische Entspannungszeremonie auch nicht kannten, machten wir eine Abendveranstaltung daraus.

Karola hatte uns am Tag gerade ihr Hörgerät vorgeführt, das den Piepton macht, den es ständig auch in ihrem Kopf gibt. Durch die Überlagerung der beiden Pieptöne sollte für sie ein erträglicherer Ton entstehen. „Ihr braucht mich nicht zu bedauern. Ich lebe schon 21 Jahre mit meinem Tinnitus. Seit 21 Jahren entstehen bei mir nachts, wenn ich nicht schlafen kann, schöne Seidenmalereien."

Der Abend wurde für uns alle zu einem bewegenden Erlebnis. Nach der ersten Ohrkerze war Karolas Tinnitus weg! Alle umringten Karola mit feuchten Augen, auch Karolas Mann weinte vor Glück. Karola beließ es bei der einen Ohrkerze. Sie wagte es nicht, an ihrem Glück zu rühren. Morgens verkündete sie, dass sie nach 21 Jahren zum ersten Mal wieder die ganze Nacht geschlafen habe und sie habe nur Kreislaufprobleme. Am Mittag war sie völlig beschwerdefrei. Das lag sicher an den *Brain-Gym*®-Übungen, die ja das Thema unseres Seminars waren. Die Ohrkerze am Mittwochabend war wahrscheinlich nur das I-Tüpfelchen an Entspannung, die wir durch die *Brain-Gym*®-Übungen seit Montag schon erreicht hatten. Unser Seminar war am Freitagnachmittag beendet. Karola fuhr ohne ihren Tinnitus nach Hause.

Bei einem Folgeseminar im darauffolgenden Jahr berichtete Karola, dass es bei Stress immer wieder einmal einen Piepton gebe, der starke Dauerton habe sich aber nicht wieder eingestellt.

Bei solchen Erlebnissen kann ich doch nur begeistert von *Brain-Gym*® sein! Deshalb biete ich die Kurse immer häufiger an. Die Teilnehmer fühlen sich durch den Titel „Körperlich und geistig rege bis ins hohe Alter" angesprochen. Von *Brain-Gym*® haben sie zuvor in den seltensten Fällen gehört.

Rückmeldungen von Kursteilnehmern

Nach den Seminaren teilen die Teilnehmer meine Begeisterung und geben sie an Kinder und Enkelkinder weiter. Ich freue mich immer wieder über die Rückmeldungen, die ich größtenteils sogar schriftlich habe, weil es in der einen Bildungsstätte, in der ich die Kurse vorwiegend gegeben habe, üblich ist, dass jeder Teilnehmer zum Abschluss eine schriftliche Rückmeldung gibt. Immer häufiger höre ich auch später noch etwas, zum Beispiel:

„Die Brain-Gym®*-Übungen sind inzwischen Bestandteil unseres Tagesprogramms. Selbst unser Enkelkind – fünf Jahre jung – macht mit Begeisterung mit."*

„Ich profitiere sehr von den täglichen Übungen. Momentan schreibe ich Dir ohne Brille, was bisher nicht möglich war."

„Mein Wohlbefinden und meine Konzentration besserten sich. Ich habe zwischen den zwei Kursen jeden Tag alle Übungen gemacht, die ich gelernt hatte. Das tat meinem Körper sehr gut. Die morgend-

liche Gelenksteife verschwand. Ich wurde selbstbewusster für den Tag. Ich kann ohne Scheu auf andere Menschen zugehen, was mir sonst Schwierigkeiten bereitet hatte."

*„Ich konnte mir unter Brain-Gym® nichts vorstellen. Nun bin ich froh, dass ich an dem Seminar teilgenommen habe. Körper und Geist sind eine Einheit – klar. Aber **wie** der Körper auf den Geist reagiert, zum Beispiel beim Muskeltest, war für mich hoch interessant."*

„Bei aller Skepsis, die ich mitgebracht habe, ich habe Schönes, Anregendes erlebt, das ich mitnehmen kann."

„Es war für mich erfreulich, wie innere Ruhe in mich einkehrte."

„Es war für mich interessant, dass sanfte Berührungen solchen Einfluss auf das ganze System haben können."

„Ich habe gemerkt, dass man für Geist und Körper noch viel tun kann."

„Es war für mich beeindruckend, dass ich aktiv und fleißig dabei war und nicht abgeschaltet habe. Die Energiepunkte halfen kraftvoll, interessiert total durchzuhalten, denn es war stramm."

„Mir ist bewusst geworden, dass nur ich für mein Wohlbefinden verantwortlich bin, und ich denke, dass der Kurs dazu beigetragen hat, einen Anfang zu machen und das Denken darauf zu konzentrieren."

„Brain-Gym® war mir unbekannt. Die Vielfalt hat mich überrascht, ebenso die Erfolge."

„Ich war nach einer Erkrankung mit Magenproblemen gekommen. Jetzt fühle ich mich unsagbar wohl."

„Es war für mich sehr interessant, zu hören und zu erleben, wie Bewegung auf den Geist zurückwirkt und umgekehrt. Eine produktive Zeit."

„Schade, dass ich diese Kenntnisse nicht schon eher hatte. Inzwischen bin ich bereits 65 Jahre alt. Meinen Kindern und Enkeln werde ich von Brain-Gym® berichten und sie davon begeistern."

Ja, schade, dass ich diese Kenntnisse nicht eher hatte. Aber schön, dass ich diese Methoden jetzt kennen lernen und ihre Wirksamkeit erleben konnte. Besser spät als nie. Schade, dass es immer noch so viele Menschen gibt, die diese phantastischen Wege zu Wohlbefinden und Gesundheit noch nicht kennen. Damit noch mehr Menschen sie kennen lernen, stelle ich Ihnen meine Erfahrungen mit diesen Seminaren in diesem Buch vor.

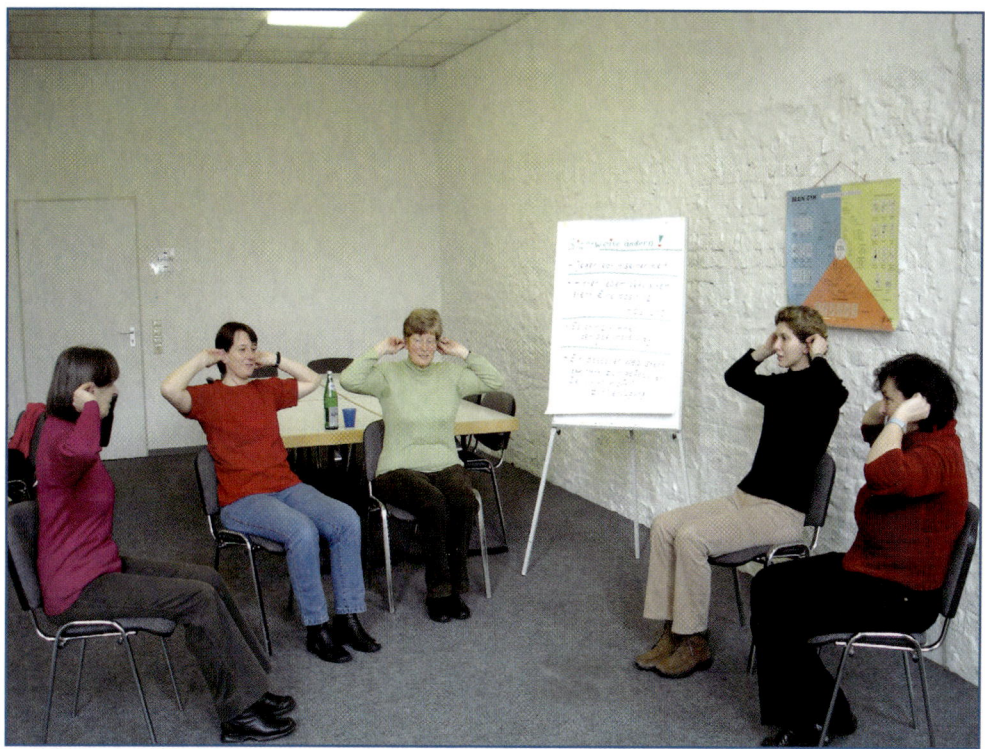

Abbildung 67:
Seminarteilnehmerinnen bei der Denkmütze

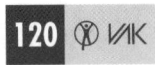

„Hab mein Wage voll gelade, …"

… voll mit alten Weibsen. Als wir in die Stadt `nein kamen, hub'n sie an zu keifen. Drum lad ich all mein Lebetage nie alte Weibsen auf mein Wage …" Sie kennen das Lied sicher alle. Die alten Männer murrten und schalten und nur die jungen Mädchen sangen durchs Städtchen – ein Volkslied aus dem 17. Jahrhundert. Seither hat sich diesbezüglich anscheinend auch einiges geändert. In unseren Seminaren „Körperlich und geistig rege …" singen wir gern, sowohl die „alten Weibsen" als auch die „alten Männer". Steht nicht nur die Alterspyramide Kopf? (Mehr alte Menschen als junge Menschen) Auch Zufriedenheit und Lebensfreude scheinen in der älteren Generation häufiger vorzukommen.

Psychohygiene

In diesem Zusammenhang fällt mir das Wort Psychohygiene ein, das mir in Büchern und Zeitschriften immer häufiger begegnet. Körperhygiene und Hygiene in Küche und Bad haben bei uns einen hohen Standard erreicht. Ich nenne das einmal die äußere Hygiene im Unterschied zu der inneren. Wie sieht es zum Beispiel mit der Nahrung in Bezug auf ihre Zusammensetzung aus? Zusatzstoffe bewirken längere Haltbarkeit und animieren uns zum Kauf, auch wenn die Produkte nicht mehr so frisch sind. Wir sehen es ja nicht. Geschmacksverstärker wenden sich an unsere Zunge und unseren Gaumen. Wissen wir aber, wie sich diese Stoffe auf die Biochemie in unserem Körper auswirken? Bei Medikamenten erwarten wir selbstverständlich große Auswirkungen. Vertrauen wir bei Zusatzstoffen einfach darauf, dass sie schon verboten wären, wenn sie schädlich sein könnten? Und wie sieht es mit der geistigen Nahrung aus?

Was ich nicht weiß,
macht mich nicht heiß?

Können Sie sich vorstellen, dass ein Mensch, der bei etlichen Morden dabei war, der Terroranschläge hautnah miterlebt hat, der Zeuge der schlimmsten Naturkatastrophen war, können Sie sich vorstellen, dass dieser Mensch voller Lebensfreude ist, voller Freude am Leben?

Einen Grund zur Freude hat er bei alledem. Er hat all die schrecklichen Ereignisse überlebt. Er hat überlebt, aber die Schrecken haben Spuren in ihm hinterlassen, wenn auch tief vergraben. Die Spuren sind nicht Lebensfreude, sondern Angst. Das Gehirn hat alles miterlebt, die entsprechenden Stresshormone wurden ausgeschüttet, die entsprechenden Überzeugungen gebildet, die entsprechenden Handlungsmuster gelernt. Da das Gehirn nicht vom Körper getrennt existiert, finden die Spuren auch im Körper ihren Ausdruck – selbst wenn der Mensch sich bei all diesen Schrecknissen im Fernsehsessel befand.

„Aktiver Gehirnschutz: Fernseher aus!", so ist ein Kommentar in der Zeitschrift *Gehirn und Geist* (Nr. 2/2002) überschrieben:

> *„Kurzum: Gewalt im Fernsehen führt auf Grund unserer Neurobiologie zu mehr Gewalt in der Welt. Vor diesem Hintergrund ist es mehr als bedenklich, dass der durchschnittliche amerikanische Schüler nach zwölf Schuljahren ungefähr doppelt so viele Stunden vor dem Fernsehapparat wie in der Schule saß und dabei mindestens 32 000 Morde und 40 000 Mordversuche konsumierte. Kein Wunder, dass einer Umfrage zufolge 35 Prozent aller amerikanischen Schüler im zwölften Schuljahr glauben, sie würden das Rentenalter nicht erleben, da sie zuvor erschossen werden."*

Die Menschen, die zur Zeit Rentner sind, haben größtenteils einen schlimmen Krieg miterlebt, ob als Säugling, Kind oder junger Erwachsener. Sie haben an den Folgen dieser realen Bilder nach wie vor mehr oder weniger zu tragen. Ich wünsche allen, dass sie eine Last nach der anderen abwerfen können, denn da das Gehirn nicht zwischen vorgestellten und realen Bildern unterscheidet, können vorgestellte aufbauende

Bilder auch die schrecklichen von damals ablösen. (Zum Beispiel kann man mit Halten der Positiven Punkte die alte Situation noch einmal mit möglichst vielen Sinnen in Erinnerung rufen und sie sich dann einfach – auch unter Beteiligung möglichst vieler Sinne – verändert vorstellen.)

Jeder Mensch hat selbst die Entscheidung, ob er meint, „gut informiert" sein zu müssen, und sich deshalb die Schrecknisse der Welt mit Bild und Ton täglich in sein Wohnzimmer holt, sich anschließend total verspannt aus seinem Fernsehsessel erhebt und dann seine Schlaftabletten schluckt, damit die schrecklichen Erlebnisse, die ja verarbeitet werden wollen, ihn nicht am Schlafen hindern.

Jeder Mensch hat selbst die Entscheidung, ob er für sich einen Weg, ein Betätigungsfeld sucht und findet, einen Beitrag zu leisten für den Frieden im Kleinen oder im Großen, für Klimaschutz, für gesunden Boden oder gesunde Nahrung, für sauberes Wasser, für Hilfeleistung für Notleidende oder vieles andere mehr, was unserer Menschengemeinschaft gut tut. Viele kleine Schritte von vielen kleinen Menschen an vielen kleinen Orten können das Gesicht der Welt verändern.

Hilflosigkeit macht Angst, Hilfeleistung macht Mut. Wenn ich Hilfe leisten will, brauche ich nur zu wissen, wo Hilfe benötigt wird, ich brauche mir nicht die Bilder der Not täglich vor Augen zu führen. Was ich nicht weiß, macht mich nicht heiß? Auch durch eine kleine Notiz, die ich aufnehme, wird der Prozess in meinem Gehirn in Gang gesetzt. Das geschieht nicht unbedingt bewusst. Es macht mich trotzdem „heiß". Wenn es durch die vielen Bilder und die vielen Wiederholungen zu heiß wird, kann ich mich nur schützen, indem ich meine Emotionen zurückdränge, meine Wahrnehmung blockiere, wie es auch bei real erlebten traumatischen Erlebnissen geschieht.

Auch hier habe ich durch meine Bewertung und die Dosis die Wahl zwischen Stress und Herausforderung. Aber mir muss das zunächst einmal bewusst werden. Es muss mir auch erst einmal bewusst werden, dass es nie zu spät ist, etwas zu verändern. Besser spät als nie!

Wer rastet, der rostet

Selbst, wenn es schon kleinere oder größere Roststellen gibt, ist noch nichts verloren. Neuer Lebensmut, neue Überzeugungen, Bewegung und zum Beispiel die *Brain-Gym*®-Übungen erweisen sich als sehr wirkungsvoll.

Karin, eine junge Frau und Mutter, die schon einige Kurse bei mir absolviert hat, hatte ihrer Mutter zum 60. Geburtstag einen Kurs „Körperlich und geistig rege …" geschenkt. Das Leben hatte ihrer Mutter schwere Lasten aufgebürdet, so dass sie sich mit Ende 50 erschöpft fühlte und sich gewissermaßen vom Leben zurückgezogen hatte. Karin berichtet:

> *„Jetzt, ein gutes Jahr nach dem Kurs bei dir, ist meine Mama fast wieder die alte, aktiv und an allem Schönen im Leben interessiert, wie früher. Mit ihrem Lebensgefährten macht sie täglich einige Brain-Gym*®*-Übungen morgens und am Nachmittag noch einmal."*

Mir fällt auch eine Situation zwischen meiner geliebten Oma und meinem Vater ein. Nach den Strapazen der Flucht während des Zweiten Weltkrieges hatte meine Großmutter an einem Aufenthaltsort beschlossen, nicht weiter mitzuziehen. Damit bestimmte sie den weiteren Wohnort der Familie. Sie hatte aber so viel Lebensenergie verloren, dass sie auch das Bett nicht mehr verlassen wollte. Heute würde man das wahrscheinlich als Depression diagnostizieren und medikamentös behandeln. Damals führte mein Vater die entscheidende Veränderung herbei, indem er sagte: „Nun steh mal auf, sonst wachsen dir noch die Oberschenkel zusammen!" Meine Großmutter war ihrem Schwiegersohn sehr, sehr böse, aber sie stand auf. Sie machte Wälder und Felder am Rand der fremden Stadt zu ihrer neuen vertrauten Umgebung und lebte noch etwa zwölf Jahre quicklebendig und für die Familie aktiv. Mein Vater hatte unverkennbar eine positive Absicht gehabt. Er wusste keinen besseren Weg und hat seine Absicht sogar erreicht.

Wie meine Großmutter könnte man auf den Gedanken kommen, weiterer Stress wäre durch Bettruhe zu vermeiden, eine durchaus positive Absicht mit der Annahme, im Bett könne man sich von durchlittenen Strapazen erholen. „Tatsächlich aber wirkt sich lange Bettruhe verheerend auf den Körper aus – ein Krankenhauspatient, der einige Wochen

völlig ans Bett gefesselt ist, verliert ebenso viel an Muskeln und Kno-
chensubstanz wie jemand, der zehn Jahre älter geworden ist.“[29] Von Professor Hollmann, dem schon zitierten Sportmediziner, fand ich auf einer
Internetseite die Aussage, dass sogar die kognitiven Leistungen des
Gehirns nach einer mehrtägigen absoluten Bettruhe signifikant abneh-
men.

Meine Großmutter hat also letztendlich den besten Weg für sich gefunden: Bewegung an frischer Luft. Ob sie meinem Vater die Worte innerlich irgendwann verziehen hat, weiß ich nicht – es wäre gut für sie gewesen. Jedenfalls war sie dem Leben wiedergegeben.

„Dem Leben wiedergegeben“ ist der Titel eines bemerkenswerten Buches
von Barbara Zaruba und Sonja Wierk. Sonja Wierk litt jahrzehntelang an
Multipler Sklerose. Mit 60 war sie völlig gelähmt, war im Rollstuhl gelan-
det, den sie aus eigener Kraft nicht mehr bewegen konnte. Helfer muss-
ten ihren Körper gewaltsam biegen, damit sie überhaupt in den Rollstuhl hineingesetzt werden konnte. Das Sprechen fiel ihr sehr schwer,
Schlucken war ihr fast unmöglich, hören und sehen konnte sie nur noch
wenig.

Sie ließ sich zu einer Feldenkrais-Veranstaltung ihrer MS-Gruppe fahren.
Sie wollte nach jedem Strohhalm greifen. (Feldenkrais war ein Physiker,
der aufgrund einer nicht richtig ausheilenden Knieverletzung eine Methode für sich gefunden hatte, durch bewusstes Training neue Verknüpfun-
gen zwischen Gehirn und Muskel herzustellen.) Am zweiten Tag dieser
Veranstaltung, bei der Frau Wierk zunächst nur zuhören konnte, spürte
sie plötzlich Bewegungen in ihren Armen.

Diese Bewegungen konnte sie zu Hause nicht wiederholen, aber sie
dachte immer wieder daran, bis sie eines Tages wieder Leben in ihren
Armen spürte. Die Kraft ihrer Gedanken an einmal erlebte Bewegungen
hatte die Bewegungen ausgelöst. Geduldig und unermüdlich eroberte
sich Frau Wierk in kleinsten Schritten ihren Körper wieder zurück. Und
sie schaffte es. Mit 77 Jahren gab sie quicklebendig bundesweit die von
ihr entwickelte SoWi-Therapie weiter, um anderen Erkrankten mit MS,

---

[29] D. Chopra, a.a.O., S. 92

Parkinson, Schlaganfall und anderen zerebralen Bewegungsstörungen Mut zu machen. Ihre Koautorin Barbara Zaruba hatte auch 20 Jahre an MS gelitten.

Ich war überrascht, aber nicht verwundert, in dieser Methode auch die Überkreuzbewegungen zu finden – im Sitzen, im Liegen und im Stehen auszuführen. Das Wesen dieser Methode ist es, sich die Bewegungen immer wieder vorzustellen:

> *„Ein weiterer Aspekt aus der Hirnforschung untermauert ebenfalls die SoWi-Therapie: Es ist selbst mit neuesten Messgeräten nicht festzustellen, ob eine Bewegung tatsächlich ausgeführt wurde oder nur in der Vorstellung stattfand. Lange bevor eine gesunde fließende Bewegung tatsächlich wieder möglich ist, kann man sie sich vorstellen, immer wieder und immer wieder. Und irgendwann wird die offensichtlich gar nicht so bedeutende Schranke zwischen Vorstellung und Wirklichkeit wegfallen.“* [30]

Ich glaube, es wäre für uns alle heilsam, wenn wir das Wort „unheilbar“ aus unserem Wortschatz streichen könnten. Und es kann Heil bringend sein, wenn wir unseren menschlichen Körper nicht wie eine vor sich hin rostende Maschine ansehen, die irgendwann auf dem Schrottplatz landet, sondern Denken, Fühlen und Handeln auf die Gesunderhaltung bis zum Lebensende orientieren.

Sich bewegen, bewegt sein, etwas bewegen ...

... auch wenn zuweilen der Eindruck entsteht, dass Kinder oder alte Menschen nur als Konsumenten gefragt sind. Wie sollte aber eine Gesellschaft aussehen, die nur aus 25- bis 45-Jährigen besteht? Oder gar aus

---

[30] Barbara Zaruba, Sonja Wierk, *Dem Leben wiedergegeben*, S. 97

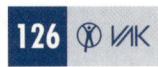
25- bis 35-Jährigen? Einer Zeitungsnotiz entnehme ich, dass laut *Handelsblatt* mit Verweis auf eine Umfrage unter 629 Personalchefs kaum Mitarbeiter, die älter als 45 Jahre sind, eingestellt werden. Fast die Hälfte bekundete, dass sie auch künftig Bewerbern unter 35 Jahren den Vorzug gäben.

Ich denke dabei an Untersuchungen bei einem Stamm der Ache in Ostparaguay, einem Stamm, der noch unter Steinzeitbedingungen lebt. Es ging darum, wovon der Jagderfolg abhängt, von der Kraft oder von der Erfahrung:

> *„Die Männer erreichen dort mit 24 Jahren ihre größte körperliche Stärke, bringen jedoch erst mit 40 die meiste Beute nach Hause. Ein Wettbewerb im Bogenschießen ergab die gleiche Altersabhängigkeit, mit einem Anstieg der Treffer bis zu etwa dem 40. Lebensjahr und ein Gleichbleiben für die nächsten 2 Jahrzehnte … Der vielleicht wichtigste Aspekt dieser Untersuchung ist, dass es um die Bedeutung des lebenslangen Lernens bei Menschen geht, die **unter Steinzeitbedingungen** leben. Es bedarf daher kaum der Erwähnung, dass die Befunde erst recht für Menschen in der heutigen sprichwörtlichen Wissens- und Informationsgesellschaft gelten sollten. Was aber tun wir? Wir entlassen die 50-Jährigen und stellen 24-Jährige ein. Bereits in der Steinzeit wäre dies ein Fehler gewesen. In der heutigen, auf Wissen und Können basierenden Gesellschaft ist dies extrem kurzsichtig und langfristig unverzeihlich.“*[31]

In einer anderen Zeitungsnotiz wird zu einem Vortrag eingeladen unter dem Titel „Dynamik der demografischen Alterung und der Bevölkerungsschrumpfung: Konsequenzen für Wirtschaft und Gesellschaft“. Es wird festgestellt: „Wir werden immer weniger. Wir werden immer älter.“ Ich denke: Gut, dass wir immer älter werden, sonst wären wir ja noch weniger.

Die zwei alten Frauen aus der Eingangsgeschichte wurden als Last zurückgelassen. Und doch retteten gerade sie das Überleben ihres Stammes. Leider gibt es auch in unserem noch immer reichen Land

---

31 M. Spitzer in: *Nervenheilkunde*, Nr. 9/2003, S. 430

Altersarmut, aber niemand hat so wie die beiden alten Frauen mit Hunger und Kälte zu kämpfen. Vielleicht können sich die älteren Menschen selbstbewusst einbringen, um das Überleben oder die Gesundung der Gesellschaft zu fördern. Sie können der mittleren Generation vorleben, dass älter zu werden nichts Angst Machendes sein muss. Sie können sie ermutigen, das Leben mit Kindern wieder mehr zu genießen. Dann wird die Alterspyramide vielleicht nicht mehr lange auf dem Kopf stehen, dann kann diese Blockade vielleicht auch gelöst werden. Wenn ein Bereich im System gestört ist, hat das Auswirkungen auf das ganze System; wenn sich ein Bereich ordnet, hat das auch Auswirkungen auf das gesamte System.

Wie Forschungen belegen, hat das ältere Gehirn dem jüngeren gegenüber auch Vorteile. So haben die Lebensumstände der alten Menschen ebenfalls Vorteile. Sie sind „raus aus der Tretmühle", wie es oft heißt. Damit haben sie mehr Möglichkeiten der Selbstbestimmung. Sie können ihr eigenes Maß finden, sie können sich der eigenen Natur gemäß einbringen. Sie müssen nicht aufstehen, wenn der Wecker klingelt, sie können aufstehen, wenn sie ausgeschlafen sind. Sie können auf ihren Körper hören. Sie können seine Signale beachten. Sie können gut im Fluss sein.

Wer gut im Fluss ist, kann viel vollbringen. Er kann Talente, die abhanden gekommen sind, wiederfinden. Er kann Talente, die brachliegen, wieder nutzen. Für stillgelegte Felder gibt es Prämien, andererseits gibt es Hunger in der Welt und bestellte Äcker werden überdüngt, um dem Boden noch mehr Erträge abzuringen. Auch für Experimente mit der Nahrung der Menschheit dient der Hunger in der Welt als Rechtfertigung.

Auch geistiges Potenzial wird stillgelegt. Andererseits heißt es immer wieder, die Fachkräfte würden fehlen. Ein Beispiel: Da muss eine Ärztin ihre Krankenkassenzulassung zurückgeben, nur weil sie das chronologische Alter von 68 erreicht hat. Ihr biologisches und psychologisches Alter ist jedoch so, dass sie sich für ihr Wissen und Können, ihren Erfahrungsschatz, ein neues Betätigungsfeld sucht. Sie hat ideale Bedingungen, an das vorhandene Wissen neues anzuknüpfen, und tut das auch. Sie erkundet jetzt die phantastischen Möglichkeiten der Kinesiologie für sich und sicher auch zum Wohl anderer Menschen. Sie hat für sich entschieden,

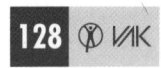

die Situation als neue Herausforderung anzunehmen. Ich habe diese Ärztin auf einem Kinesiologiekongress kennen gelernt. Sie hat für sich eine Lösung gefunden.

Aber was ist das für eine Gesellschaft, die geistiges Potenzial so einfach zur Seite schiebt und die Nutzung zu verhindern sucht?! Andererseits werden Rechnungen angestellt, wie wenige junge Leute wie viele alte Leute zu ernähren hätten. Die alten Leute können sich selbst ernähren! Und die heute jungen Menschen werden auch einmal alt.

Ich erinnere mich an eine kleine Geschichte, die mein Vater erzählte, als ich noch ein Kind war. Wie ich später erfuhr, war es der Inhalt eines Märchens der Gebrüder Grimm („Der Großvater und der Enkel“):

Ein Junge sitzt da und schnitzt etwas aus Holz. Sein Vater fragt ihn, was er da mache. Der Junge antwortet ihm, er schnitze schon einmal eine Holzschüssel für den Vater, wenn der alt sei und wie der Opa jetzt abseits vom Tisch seine Suppe aus der Holzschüssel löffeln müsse …

Ein Bild: Alter ist hier gleichbedeutend mit Siechtum und Ausgegrenztsein. Selbst geschnitzte Holzschüsseln gibt es heute nicht mehr. Siechtum und Ausgegrenztsein vollzieht sich eher in den dafür geschaffenen Einrichtungen. Aber die wenigsten alten Menschen siechen dahin. Sie müssen sich nicht ausgrenzen lassen. Sie sollten sich aber auch nicht selbst ausgrenzen:

> *„Wer das Altern nur als lästig, als Problem einer auf dem Kopf stehenden Populationspyramide oder als Problem der Umverteilung ansieht, hat schon verloren. Umgekehrt gilt für ältere Menschen, dass sie sich nicht nur ihres Wertes, sondern auch ihrer Funktion bewusst werden müssen, der sie weder mit Golfspielen noch mit Kreuzfahrten nachkommen.“* [32]

Dabei kommt mir wieder ein Lied in den Sinn: „Im Frühtau zu Berge …“. Darin heißt es: „Ihr alten und hochweisen Leut, ihr denkt wohl, wir sind nicht gescheit. Wer sollte aber singen, wenn wir schon Grillen fingen …“

---

[32] ebd.

Es sind in der Mehrzahl die älteren Leute, die noch singen. Steht die Welt Kopf? Nicht nur die Alterspyramide? Weiter heißt es in dem Lied: „Werft ab alle Sorgen und Qual und wandert mit uns durch das Tal." Wer wandert, alt oder jung? Auch nur ein Bild. Wer singt, wer wandert, wer lebt mit mehr Zuversicht? Wer lebt ausgeglichen, erdverbunden, im Hier und Jetzt? Wer hat den Hintergrund, die Führung zu übernehmen, wer kann sich der Führung des anderen überlassen? Wer kann wem Mut machen? Wer darf sich guten Gewissens zurücklehnen und zuschauen, was wird?

Eine Aufgabe zu haben ist besser als (sich) aufzugeben

Unter diesem Motto öffnen wir bei meinen Seminaren gegenseitig unser Schatzkästchen in Bezug auf fröhliches, gesundes und erfülltes Altwerden. Da gibt es die 74-jährige Dame, die sich ihren Kindheitstraum erfüllt und endlich Theologie studiert. Da ist die 68-Jährige, die sich im Tierheim eines Hundes angenommen hat, um mit ihm spazieren zu gehen. Eine Aktion zum gegenseitigen Vorteil. Da ist die 78-Jährige, die Kurse zum meditativen Tanzen leitet. Da sind Menschen, die sich politisch engagieren, weil sie etwas bewegen wollen, und Menschen, die ihren Enkelkindern liebe Großeltern sind, die für sie Zeit haben, Menschen im Ehrenamt und Menschen, die stundenweise nach wie vor ihre Fähigkeiten bei einer bezahlten Tätigkeit einbringen.

Auch Alter kann vorgelebt werden. Gerade im Alter kann jeder die Wahl haben, ob er selbstbestimmt lebt oder lebt wie die angekettete Maus, die keine Wahl hatte.

Wie alt wollen Sie werden? Wie wollen Sie alt werden?

Wie alt wollen Sie werden, wenn Sie „gut drauf" sind – 90 oder auch 100? Von wem hängt es ab, ob Sie gut drauf sind? Sind Sie jetzt vielleicht 60? Dann geht es darum, wie Sie die nächsten 30 oder 40 Jahre gestalten. Sie haben die Wahl, nach hinten zu sehen oder nach vorn. Sie haben die

Wahl zu rasten und zu rosten oder sich zum Segen zu regen. Sich zum Segen zu regen heißt im Hier und Jetzt zu leben.

Bei Deepak Chopra fand ich folgende bemerkenswerte Gedanken:

> *„Wenn wir darüber nachdenken, wie wir die geistigen und körperlichen Funktionen für den Rest unseres Lebens jeden Tag verbessern können, tauchen drei Werte auf, die Bestandteil der Absicht eines jeden sein müssen:*
>
> *1. Langlebigkeit selbst, denn das Leben ist das wichtigste Gut.*
>
> *2. Kreative Erfahrung, die das Leben interessant macht und bewirkt, daß wir mehr davon haben wollen.*
>
> *3. Weisheit, die den gesammelten Lohn eines langen Lebens darstellt.*
>
> *Es ist unmöglich, Grenzen dafür anzugeben, was in jedem Bereich erreichbar ist. Kreativität und Weisheit inspirierten Picasso, Bernhard Shaw, Michelangelo, Tolstoi und andere langlebige Genies bis zum Tage ihres Todes. Verdi schrieb eine seiner größten Opern, „Falstaff", im Alter von 80 Jahren und der große deutsche Naturforscher Alexander von Humboldt vollendete sein Werk „Der Kosmos" mit 89. In dieser Ernte im Herbst des Lebens liegt unendliche Schönheit und Würde."* [33]

Die vorgestellten Selbsthilfemethoden können uns helfen, unser Potenzial in jedem Alter wieder freizulegen. In jedem Alter können wir zu unserer Kreativität zurückkehren, wenn sie uns im Laufe des Lebens abhanden gekommen sein sollte. Wir können uns auch neue Lebensbereiche erschließen. Wir können alle Sorge und Qual abwerfen und durchs Tal wandern. Wenn wir dabei unsere Hände nicht in den Taschen vergraben, sondern sie in einer ausgewogenen Überkreuzbewegung mitschwingen lassen, haben wir noch mehr Energie und freie Hände zuzupacken, um etwas in eine heilsame Richtung zu bewegen.

Die zwei alten Frauen hatten das Motto: „Lass uns handelnd sterben." Eines Tages werden wir alle sterben. Bis dahin lasst uns handelnd alt werden, lasst uns selbstbestimmt alt werden, lasst uns selbstverantwort-

---

[33] D. Chopra, a.a.O., S. 339

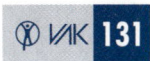
lich alt werden. Lasst uns mit Freude leben, zu unserem eigenen Wohl und zum Wohl unserer Mitmenschen, zum Wohl aller Generationen, unabhängig von unserem chronologischen Lebensalter.

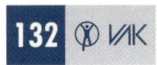
Literaturverzeichnis

Batmanghelidj, Faridun: *Wasser – die gesunde Lösung,* Kirchzarten: VAK, 14. Aufl. 2004

Birkenbihl, Vera F.: *Das „neue" Stroh im Kopf?,* Landsberg am Lech: mvg, 36. Aufl. 2000

Chopra, Deepak: *Die Körperzeit,* München: Droemer Knaur, 1996

Dennison, Paul und Gail: *Brain-Gym®-Lehrerhandbuch,* Kirchzarten: VAK, 13. Aufl. 2004

Dennison, Paul / Dennison, Gail / Teplitz, Jerry: *Brain-Gym® fürs Büro,* Kirchzarten: VAK, 4. Aufl. 2004

Diamond, John: *Der Körper lügt nicht,* Kirchzarten: VAK, 20. Aufl. 2005

Diamond, John: *Die heilende Kraft der Emotionen,* Kirchzarten: VAK, 20. Aufl. 2005

Förder, Gabriele / Neuenfeld, Gabriele: *Kinesiologie – Leben mit ganzer Kraft,* München: Gräfe und Unzer, 1999

Gallo, Fred: *Gelöst – entlastet – befreit,* Kirchzarten: VAK, 4. Aufl. 2004

Goldschmidt, Annemarie: *Alles klar mit Kinesiologie,* Kirchzarten: VAK, 5. Aufl. 2004

Goodrich, Janet: *Natürlich besser sehen,* Kirchzarten: VAK, 10. Aufl. 2002

Grüber, Isa: *Praxisbuch Kinesiologie,* München: Südwest, 2004

Hannaford, Carla: *Bewegung – das Tor zum Lernen,* Kirchzarten: VAK, 6. Aufl. 2004

Hannaford, Carla: *Was jedes Kind zum Wachsen braucht,* Kirchzarten: VAK, 2002

Hannaford, Carla: *Mit Auge und Ohr, mit Hand und Fuß,* Kirchzarten: VAK, 4. Aufl. 2004

Krebs, Charles: *Lernsprünge,* Kirchzarten: VAK, 4. Aufl. 2004

Küstenmacher, Werner Tiki: *Simplify your life,* Augsburg: Weltbild, 2004

La Tourelle, Maggie / Courtenay, Anthea: *Was ist Angewandte Kinesiologie?,* Kirchzarten: VAK, 6. Aufl. 2003

Lesch, Matthias / Förder, Gabriele: *Kinesiologie*, München: Gräfe und Unzer, 4. Aufl. 1995

Meyenburg, Claudia (Hrsg.): *Die Sache mit dem X. Brain-Gym® in der Schule*, Kirchzarten: VAK, 5. Aufl. 2005

Promislow, Sharon: *Startklar für volle Leistung*, Kirchzarten: VAK, 2000

Spitzer, Manfred: *Lernen. Gehirnforschung und die Schule des Lebens*, Heidelberg/Berlin: Spektrum, 2002

Thie, John F.: *Gesund durch Berühren – Touch for Health*, München: Irisiana/Hugendubel, 1995

Vester, Frederic: *Phänomen Stress,* München: dtv, 12. Aufl. 1991

Wallis, Velma: *Zwei alte Frauen*, München: Piper, 2004

Zaruba, Barbara / Wierk, Sonja: *Dem Leben wiedergegeben*, München: Herbig, 2002

Über die Autorin

Gerda M. Kolf leitet seit einigen Jahren mit Erfolg Kurse zum Thema „Körperlich und geistig rege bis ins hohe Alter – mit *Brain-Gym*®".

Nach dem Studium von Slawistik und Germanistik, Pädagogik und Psychologie in Greifswald arbeitete sie zunächst als Lehrerin für Russisch und Deutsch, dann als Dolmetscherin und Übersetzerin für Russisch. Sie absolvierte ein zusätzliches Sprachenstudium an der Universität in Leipzig. Nach etlichen Jahren Dolmetschertätigkeit widmete sie einige Jahre ihrer kreativen Seite, indem sie als freiberufliche Textilgestalterin tätig war. Dazu hatte sie zuvor berufsbegleitend eine Ausbildung in Berlin absolviert.

Seit sie 1990 nach Nordrhein-Westfalen umsiedelte, war neues Lernen angesagt, da die Abschlüsse aus DDR-Zeiten nicht anerkannt wurden. Sie genoss eine gründliche Ausbildung am Institut für Familientherapie Weinheim mit dem Abschluss als systemische Familientherapeutin und absolvierte danach eine Ausbildung zum NLP-Practitioner. Mit der NLP-Rechtschreibtherapie kam sie wieder auf das Thema zurück, andere Menschen beim Lernen zu unterstützen.

In diesem Zusammenhang stieß sie auch auf *Brain-Gym*®. Seither hat sie sich in vielen verschiedenen Kinesiologiekursen kinesiologische Methoden angeeignet, die sie bei ihrer Arbeit mit Einzelnen und bei Kursen für unterschiedliche Zielgruppen einsetzt.

Paul E. Dennison:
Brain-Gym® – mein Weg
Lernen mit Lust und Leichtigkeit

Leseprobe unter: www.vakverlag.de

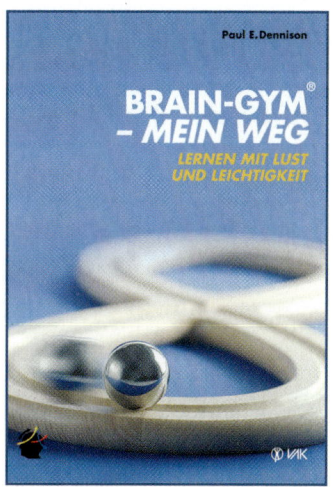

Warum ist Bewegung für das Lernen so wichtig – von der Geburt bis ins hohe Alter? Hier gibt der Begründer der Methode Erklärungen aus erster Hand zu den Hintergründen des Lernens.

Kleine Kinder lernen ganz von selbst, aus Freude am Lernen. In der Schule wird die natürliche Lernfreude oft nicht genutzt und gefördert. Die Lust am Lernen geht verloren. Mit Brain-Gym® jedoch können auch Erwachsene Leichtigkeit und Freude am Lernen wiederentdecken. Dieses Hauptwerk des Brain-Gym®-Begründers beeindruckt durch die gelungene Synthese von Information und Motivation, von Übungen und Anwendungsbeispielen, von Fachwissen und autobiografischen Erlebnissen – animierend aufbereitet für Einsteiger und Kenner.

320 Seiten, 23 Abb., vierfarbig, Hardcover (16 x 22,5 cm)
ISBN 978-3-935767-63-7

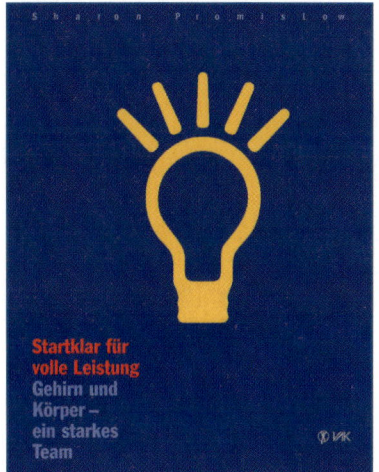

Sharon Promislow:
Startklar für volle Leistung
Gehirn und Körper – ein starkes Team

Leseprobe unter: www.vakverlag.de

Das Bild von den »Energieschaltern« veranschaulicht in diesem leicht verständlichen und flott illustrierten Buch, wie man mit kinesiologischen Techniken alle Ressourcen von Gehirn und Körper aktiviert und die reibungslose Nachrichtenübermittlung zwischen beiden sicherstellt: Man ist dann »voll da«, mit allen Kanälen »auf Sendung«. Ein vergnüglicher Rundum-Check für Gehirn und Körper!

192 Seiten, zahlreiche Abb.,
Paperback, Sonderformat 20 x 25 cm,
ISBN 978-3-932098-69-7

Charles T. Krebs:
Nährstoffe für ein leistungsfähiges Gehirn
Alles, was Sie wissen müssen

Leseprobe unter: www.vakverlag.de

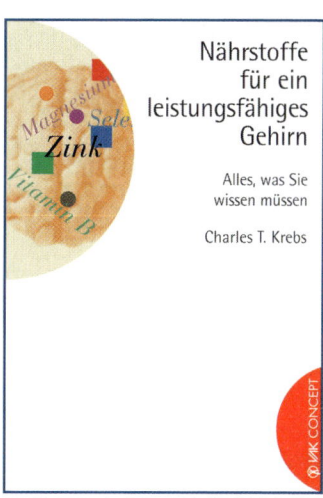

Was benötigt das Gehirn, um gut zu funktionieren und um auch in Stresssituationen Höchstleistungen erbringen zu können? Nährstoffe! Jahrelange Forschungen belegen: Alles Gehirntraining und alle Maßnahmen zur Stressreduktion bewirken wenig, wenn das Gehirn nicht optimal versorgt ist – und gerade unter Belastung steigt der Bedarf enorm. Fehlen in dieser Situation die richtigen Nährstoffe, erhöht sich der Stresslevel weiter und die Leistungsfähigkeit fällt rapide ab. Welche Nährstoffe wichtig sind und was bei Auswahl und Dosierung zu beachten ist, das bringt Dr. Charles Krebs hier auf den Punkt.

112 Seiten, 17 Abb., Paperback (15 x 21,5 cm)
ISBN 978-3-935767-47-7

Abonnieren Sie unseren kostenlosen Newsletter: www.vakverlag.de

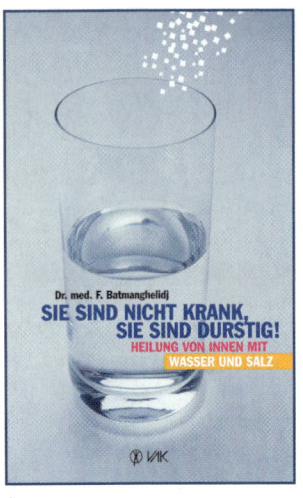

F. Batmanghelidj:
Sie sind nicht krank – Sie sind durstig!
Heilung von innen mit Wasser und Salz

Leseprobe unter: www.vakverlag.de

Der Titel des Buches ist wörtlich zu verstehen: Wassertrinken ist so wichtig, weil unser Körper nicht mehr richtig funktionieren kann, wenn er nicht genügend davon erhält. Hier erläutert Dr. Batmanghelidj eindringlich, warum Krankheitssymptome (wie Diabetes, Krebs, beeinträchtigte Gehirnfunktionen bis hin zum chronischen Müdigkeitssyndrom) als Schreie des Körpers nach Wasser zu verstehen und auch so zu behandeln sind.

202 Seiten, 11 Abbildungen, Paperback (13 x 20,5 cm)
ISBN 978-3-935767-25-5

Ursula Stumpf:
Kräuter für Körper und Seele
20 heimische Pflanzen
mit allen Sinnen entdecken

Leseprobe unter: www.vakverlag.de

Holunder und Johanniskraut, Lavendel und Löwenzahn, Rosmarin und Ringelblume sind Heilpflanzen, die jeder kennt. Doch kaum jemand weiß, wie viele wohltuende Kräfte in ihnen stecken. Ursula Stumpf erzählt dazu Geschichten und Kräuterweisheiten aus alter Zeit. Sie zeigt, was man mit diesen Schätzen der Natur alles machen kann: in der Küche, zur Gesundheitsvorsorge oder bei der Körperpflege. Und wer muskeltesten kann, findet hier einen neuen Weg, sich und andere in Balance zu bringen: die PhytoKinesiologie. Ein Buch für alle, die Heilpflanzen entdecken und sich oder anderen ein Geschenk machen wollen.

272 Seiten, 20 Abb., Hardcover (16 x 22,5 cm)
ISBN 978-3-935767-24-8

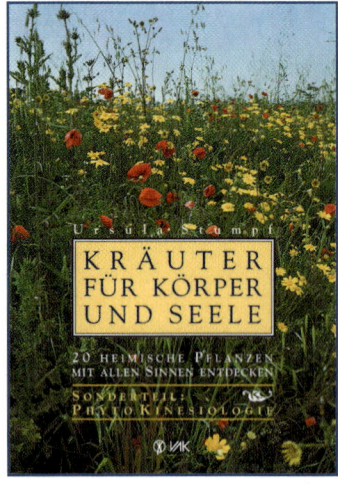

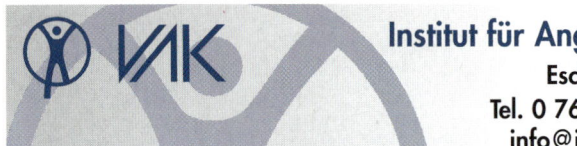

Institut für Angewandte Kinesiologie GmbH
Eschbachstraße 5 · D-79199 Kirchzarten
Tel. 0 76 61-98 71-0 · Fax 0 76 61-98 71-49
info@iak-freiburg.de · www.iak-freiburg.de

Das **IAK Institut für Angewandte Kinesiologie GmbH, Freiburg,** veranstaltet laufend **Kurse** in Edu-Kinestetik®, Brain-Gym®, Touch for Health, Three in One Concepts und vielen anderen Bereichen der Angewandten Kinesiologie. Wir haben uns im deutschsprachigen Raum in über 20-jähriger Tätigkeit als die Plattform für kinesiologische **Ausbildungen** etabliert. Dank enger persönlicher Kontakte zu den Pionieren der AK ist das Institut in der Lage, ständig die neuesten Entwicklungen zu präsentieren. Unsere im Herbst stattfindenden Kinesiologie-**Kongresse** bieten willkommene Gelegenheit zu Austausch und Begegnung.

Informationen zu unseren vielfältigen Veranstaltungen können Sie unserer Homepage entnehmen: **www.iak-freiburg.de**. Gerne schicken wir Ihnen auch unser Kursprogramm zu. (Bitte mit 2 E frankierten Rückumschlag beilegen.)

Abonnieren Sie unseren kostenlosen Newsletter: www.vakverlag.de

Christophorus Sonntag

Und sie dreht sich noch.

Wie Ihr die Welt retten könnt.
Wenn Ihr wollt.

sonntag.tv Verlag
Stuttgart

Widmung

Für alle Seelen auf diesem Planeten. Amen.

Impressum

Copyright 2020 sonntag.tv Verlag, Stuttgart
Alle Rechte vorbehalten
Satz: Übelmesser Druck, Stuttgart
Korrektorat: buecherschmiede.net
Druck und Bindearbeiten: Übelmesser Druck, Stuttgart
Umschlaggestaltung: Susanne Ilg
ISBN 978-3-9822541-0-4